Dr Daniel Arsac
Dr Marc Gourmelon
Dr Cédric Paturel

MINCE... JE FONDS ET ÇA DURE !

COMMENT PERDRE DU POIDS ET NE PAS REPRENDRE AVEC LES PROTÉINES

•MARABOUT•

Les auteurs remercient pour leur précieuse collaboration :
Claire Pinson, Nathalie Guillaume, Sophie Cornet,
Gabrielle Cordier, Carole Guadet et les diététiciennes
des Centres de Diététique Protéika.

SOMMAIRE

— CHAPITRE PREMIER —

LES RÈGLES DE BASE D'UNE ALIMENTATION SAINE

Nourriture trop grasse, trop riche en sucres rapides, pauvre en micronutriments et en fibres alimentaires : nous mangeons de plus en plus mal et cela en dépit d'une information en matière de nutrition aujourd'hui largement diffusée. Il est vrai que nous avons tendance, pour la plupart, à aller au plus facile, c'est-à-dire à consommer une nourriture toute préparée et, souvent, déséquilibrée. Jusqu'au jour où le pèse-personne met le holà et que nous basculons dans l'excès inverse c'est-à-dire le suivi d'un régime amincissant très restrictif, plus ou moins équilibré. En l'absence de phase d'éducation nutritionnelle, le retour des anciennes habitudes alimentaires semble inévitable. Résultat : les kilos perdus reviennent au galop !

Se succèdent alors des phases de restriction et de lâcher prise, assorties d'un inévitable effet Yo-Yo : on perd lentement les kilos accumulés, puis on les reprend rapidement à force de privation et ainsi de suite.

Dans une société où tout nous incite à vivre pour manger, il convient de renouer avec les besoins de son corps et de suivre, en cas de surpoids, un régime efficace tel que le *programme hyperprotéiné,* assorti d'une *période d'éducation nutritionnelle,* le tout sous *contrôle médical,* pour s'orienter, au final, vers une alimentation santé de type régime crétois : beaucoup de légumes du jardin, de fruits, de pain et de céréales, du poisson et un peu de fromage, de l'huile d'olive douce et fruitée pour accommoder les plats, peu de viande et, cerise sur le gâteau... un verre de bon vin rouge à chaque repas !

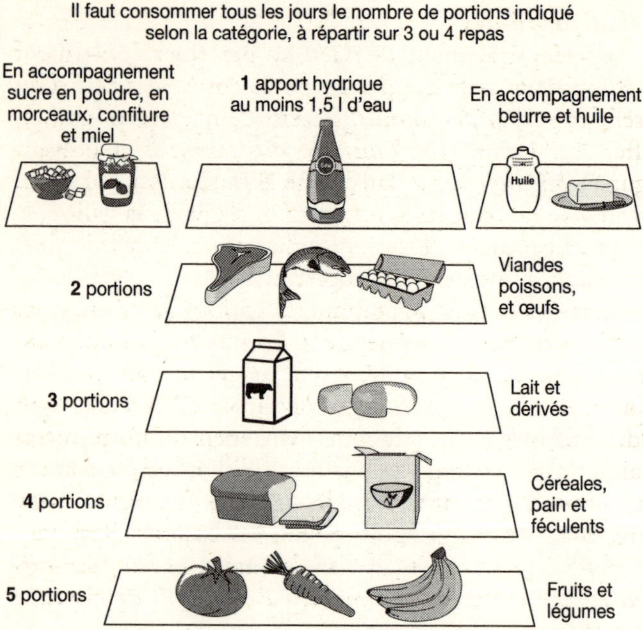

Figure 1. La pyramide alimentaire.

Manger pour vivre !

Les nutriments

Les nutriments sont contenus dans les aliments. Ils sont utilisés par l'organisme pour couvrir ses besoins au quotidien. Ils sont assimilés par l'organisme après transformation.

Il existe trois catégories de nutriments énergétiques : les protéines, les lipides et les glucides.

À RETENIR

- ✔ **Les protéines dégagent 4 kcal/gramme.**
- ✔ **Les glucides dégagent 4 kcal/gramme.**
- ✔ **Les lipides dégagent 9 kcal/gramme.**

Les protéines

Appelées également *protides,* les protéines constituent le composant architectural de notre corps. Il s'agit d'un assemblage d'*acides aminés.* Il existe vingt acides aminés différents. Parmi eux, *huit sont dits essentiels* et doivent figurer *obligatoirement* dans notre alimentation, car notre organisme ne peut les synthétiser. Il s'agit de la valine, la leucine, l'isoleucine, la lysine, la thréonine, la méthionine, la phénylalanine et le tryptophane.

Certaines protéines, comme les anticorps, les enzymes ou les hormones, interviennent dans le fonctionnement de l'organisme. Les protéines ne peuvent être stockées, contrairement aux glucides et aux lipides. Mais elles sont indispensables au quotidien à l'entretien de notre masse maigre (muscles, organes, viscères). Si l'on ne consomme pas assez de protéines lors des repas, l'organisme puise dans sa masse maigre pour pallier ses besoins. Résultat : on perd du muscle, mais pas de graisse. *C'est pourquoi tout régime amincissant contenant peu ou pas de protéines est à proscrire.*

Les avantages de la consommation de protéines dans le cadre d'un programme amincissant

L'absorption de protéines dans le cadre d'un régime présente trois avantages principaux :

- leur assimilation demande de l'énergie : pour 100 kcal apportées par les protéines, 25 kcal sont brûlées ;
- elles ne peuvent être stockées : celles en excès sont, par conséquent, éliminées ;
- elles ont un effet satiétogène (coupe-faim naturel), contrairement aux glucides rapides, qui provoquent une décharge d'insuline responsable d'une hypoglycémie réactionnelle à l'origine de la stimulation la faim.

Les glucides

Ils sont présents dans l'organisme sous la forme d'un sucre spécifique, le *glucose,* synthétisé à partir des sucres simples ou complexes apportés par l'alimentation. Cette substance sert de carburant rapidement utilisable par les organes et les muscles. Consommer des glucides et des lipides en excès peut conduire à un surpoids, mais également déclencher un *diabète de type 2* (non insulino-dépendant), ou « diabète de la maturité », qui se caractérise par un taux de sucre trop important dans le sang. Ce type de diabète peut être normalisé par une alimentation équilibrée et une activité physique régulière. Le programme hyperprotéiné par ses apports contrôlés en glucides et la perte de masse grasse contribue également à normaliser le taux de glucose sanguin.

• À quoi servent-ils ?

Les glucides fournissent rapidement de l'énergie à l'organisme. Ils sont stockés dans les muscles et le foie sous forme de *glycogène.* Grâce à une hormone, l'*insuline,* le glycogène peut être absorbé par les cellules de l'organisme.

Après épuisement des réserves, l'organisme puise dans ses réserves adipeuses. Dans le cadre d'un programme hyperprotéiné cétogénique, c'est-à-dire où l'on consomme presque uniquement des protéines sous la forme de sachets de préparation hyperprotéinée (à teneur très réduite en lipides, contrairement aux aliments riches en protéines du marché), les cellules de l'organisme puisent leur énergie dans le glucose sanguin circulant. Comme les stocks glucidiques de l'organisme sont limités (environ 150 g), le glucose circulant est produit à partir des acides gras stockés dans les adipocytes (cellules graisseuses) lorsque les stocks glucidiques sont épuisés, et que l'apport journalier est insuffisant pour couvrir les besoins.

Au sujet des compulsions « sucrées »

Beaucoup d'études montrent que l'absorption de sucres aurait une influence sur le *taux de sérotonine du sang*, surnommée « l'hormone du bonheur » du cerveau humain. D'où la propension de certains et de certaines à se jeter sur les aliments sucrés à la moindre contrariété !

Pour diminuer cette attirance pour le sucré, il faut faire remonter le taux de cette hormone en apportant son précurseur, le *tryptophane* dont certains sachets hyperprotéinés sont riches. De plus, pour ne pas voir son tour de taille doubler à force de consommer trop de sucres, mieux vaut privilégier les sucres complexes ou associer les sucres simples à des protéines plutôt qu'à des lipides. Autre erreur à éviter : consommer des sucres simples seuls, à distance des repas.

- **Où les trouve-t-on ?**

On trouve des glucides dans les céréales, les légumineuses, les pommes de terre, les produits laitiers, à l'exception du fromage, les fruits et jus de fruits et, bien sûr, tous les aliments sucrés : bonbons, sodas, confiseries, sucre blanc, de canne, miel, confiture, fructose... Les spécialistes de la nutrition sont d'accord pour dire que, dans le cadre d'une alimentation équilibrée, 55 % de la ration calorique quotidienne doit être apportée sous forme de glucides, de préférence lents ou mi-lents, mi-rapides. Dans le cadre d'un programme hyperprotéiné avec cétose, l'apport calorique principal doit être apporté par les protéines (elles représentent 50 % de l'apport calorique quotidien). Toujours dans ce contexte, la consommation de glucides ne doit pas être nulle : en effet, la consommation d'environ 50 g de glucides par jour évite la diminution du métabolisme de base, augmente la capacité physique, améliore l'humeur, favorise la rétention d'électrolytes (calcium, manganèse, zinc), inhibe l'hyperuricémie et favorise la synthèse protéique.

- **L'index glycémique des aliments**

Au niveau de la composition biochimique, il existe deux grandes catégories de sucres : les sucres simples, et les sucres complexes.

– Les *sucres simples* sont partagés en deux groupes : les *monosaccharides* (comprenant le glucose, le fructose et le galactose) et les *disaccharides* (combinant entre eux plusieurs monosaccharides : le saccharose, le lactose et le maltose).

– Quant aux *sucres complexes* (les *polysaccharides*), qui sont constitués de chaînes de monosaccharides, ils regroupent l'amidon, le glycogène et la cellulose.

Il existe un moyen simple pour classifier les sucres et savoir lesquels consommer : mesurer l'amplitude de l'élévation du taux de sucre sanguin. Cette mesure est appelée l'*index glycémique.* Plus il est élevé, plus le sucre passe rapidement dans le sang. Plus il est bas, plus son assimilation est lente (*cf.* tableau 1).

À RETENIR

✔ **Mieux vaut consommer des aliments à index glycémique bas, afin d'éviter les fringales et maintenir son poids.**

✔ **La cuisson modifie l'index glycémique des aliments. Par exemple, les pâtes ont un index glycémique moins important lorsqu'elles sont cuites *al dente* que lorsqu'elles sont très cuites.**

Tableau 1. Index glycémique de quelques aliments.

Aliments	Index glycémique
Glucides rapides : index glycémique élevé	
Pain blanc	100
Biscotte	98
Carottes cuites	90
Sucre blanc	86
Riz blanc	85
Pommes de terre cuites, non frites	81
Banane	80
Frites	76
Navets	70
Glucides mi-lents, mi-rapides : index glycémique moyen	
Orange	66
Abricots au sirop	64
Ananas, semoule cuite, pâtes, betteraves	65
Abricots frais	57
Sarrasin	54
Flocons d'avoine	49
Vermicelles	35
Lait écrémé	32

Aliments	Index glycémique
Glucides lents : index glycémique bas	
Lait demi-écrémé	30
Pamplemousse	25
Cerises, fructose	23
Lentilles	22
Yaourt à 0 % de MG, non sucré	14
Légumes verts	10

• **Sucres et diabète**

Consommer trop de sucres rapides et de graisses peut entraîner un surpoids qui peut également mener à un diabète de type 2 (non insulino-dépendant), ou « diabète de la maturité », surtout lorsque d'autres facteurs, comme l'hérédité, entrent en ligne de compte. Dans le cadre d'une alimentation santé équilibrée, mieux vaut privilégier la consommation de glucides lents ou mi-lents, mi-rapides, et limiter celle des glucides rapides. Le fait d'exercer une activité physique régulière permet également de prévenir l'apparition d'un diabète de type 2.

À SAVOIR

✔ Le diabète de type 2, contrairement au diabète insulino-dépendant, n'est pas une contre-indication au programme hyperprotéiné. Au contraire, le diabète de type 2 est une excellente indication. En effet, le régime hyperprotéiné permet de normaliser la glycémie. La diminution de la masse grasse améliore la sensibilité à l'insuline et il se produit une régénérescence des cellules bêta du pancréas.

Les lipides

• À quoi servent-ils ?

Les lipides, ou *graisses,* comme les autres nutriments, sont indispensables au bon fonctionnement de l'organisme. *Rappelons que notre cerveau est constitué d'au moins 50 % de lipides !* Consommés en excès, ils peuvent entraîner une prise de poids et l'apparition de certaines maladies.

Les lipides sont riches en calories (9 kcal par gramme), ce qui leur confère le rôle de stockage d'énergie pour répondre aux besoins de notre organisme. Mais leur rôle ne s'arrête pas là :

- ils servent de moyen de transport aux vitamines liposolubles (A, D, E et K) ;
- ils constituent la membrane de nos cellules ;
- ils participent à la synthèse de certaines substances, comme les hormones

Dans la famille des lipides, une certaine catégorie, les *acides gras essentiels,* joue un rôle important dans la structure et la gestion des organes.

• Où les trouve-t-on ?

On trouve les lipides dans certains produits d'origine animale : produits laitiers entiers ou partiellement écrémés : beurre, crème, fromage..., dans les viandes (bœuf, agneau, porc...), la charcuterie, certains poissons (saumon, thon, anguille, anchois...). L'huile végétale, quelle que soit son origine, est constituée de 100 % de lipides. Les fruits oléagineux (amandes, noix, cacahuètes...) mais aussi certains fruits ou légumes comme l'avocat, sont riches en lipides.

De nombreux produits industrialisés (biscuits, gâteaux, confiseries, viennoiseries, fritures, hamburgers, pizzas et plats tout préparés en général) recèlent beaucoup de lipides cachés. Afin d'équilibrer son alimentation, mieux vaut en limiter la consommation.

- **Le tissu adipeux**

Le tissu adipeux, ou *graisse corporelle,* est constitué d'adipocytes, contenant des *triglycérides,* véritables réservoirs d'énergie.

Le tissu adipeux représente environ :

– 15 % du poids total de l'*homme.* Sa localisation est plutôt *androïde,* c'est-à-dire située sur la partie supérieure du corps : bras, poitrine, estomac, épaules ;

– 25 % du poids total de la *femme.* Il enrobe les hanches, les cuisses, le ventre et les fesses. On parle alors de répartition *gynoïde.*

- **Les besoins de l'organisme**

Les lipides ont l'avantage de pouvoir être stockés dans la graisse corporelle. L'organisme dispose, par conséquent, de réserves d'énergie utilisables en cas de disette. Lorsque ces réserves sont trop importantes, on se trouve en surpoids : il faut donc réduire et équilibrer son alimentation afin que l'organisme puise dans ses réserves de graisse et que la perte de poids devienne effective.

Lorsque notre alimentation est équilibrée, l'apport calorique quotidien, sous forme de lipides, ne doit pas dépasser 30 %. Cet apport peut être légèrement réduit lors d'un régime amincissant. Dans le cadre d'un programme hyperprotéiné cétosique, les sachets de préparation hyperprotéinée contenant peu de lipides, *une supplémentation en oméga-3 est indispensable.* La consommation de deux cuillerées à soupe par jour d'un mélange d'huile d'olive et de colza apportera à l'organisme certains acides gras essentiels (c'est-à-dire indispensables), d'autant plus que nos stocks sont très limités.

• **Les acides gras**

Il existe trois catégories d'acides gras : les saturés, les poly-insaturés et les mono-insaturés.

– Toutes les graisses solides sont des graisses saturées. Les *acides gras saturés* ont l'avantage de ne pas s'oxyder au contact de l'air ou de la lumière. En revanche, consommés de manière excessive, ils augmentent le taux de mauvais cholestérol. Ce dernier peut ainsi :
  • se déposer dans les artères ;
  • favoriser l'athérosclérose ;
  • provoquer des accidents cardio-vasculaires.

  Les acides gras saturés sont présents dans la viande, la charcuterie, les produits laitiers gras et le jaune d'œuf.
– Parmi les *acides gras poly-insaturés* se trouvent les acides gras essentiels, dont font partie les oméga-3 et 6. Ils doivent impérativement être consommés car l'organisme ne peut les synthétiser. De plus, ils réduisent le taux de mauvais cholestérol. Notre alimentation actuelle apporte 20 fois plus d'oméga-6 (dont l'huile de tournesol regorge) que d'oméga-3 (largement contenue dans l'huile de colza et de noix). L'alimentation idéale devrait apporter 5 fois plus d'oméga-6 que d'oméga-3, d'où l'intérêt de ne pas abuser des oméga-6.
– Les *acides gras mono-insaturés* ont également l'avantage d'abaisser le taux de mauvais cholestérol, sans modifier celui du bon. L'huile d'olive en est riche.

À RETENIR

Pour être en bonne santé, il est recommandé de :

✔ limiter sa consommation de graisses saturées solides ;

✔ privilégier la cuisson à l'huile d'olive ou à la margarine de colza ;

✔ assaisonner ses salades et crudités à l'huile de colza ou de noix.

L'importance d'une supplémentation en oméga-3 et en vitamines chez l'enfant

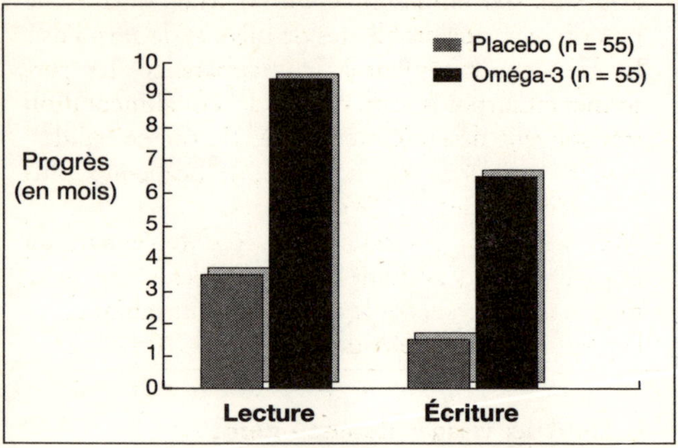

Graphique 1. Les progrès scolaires.

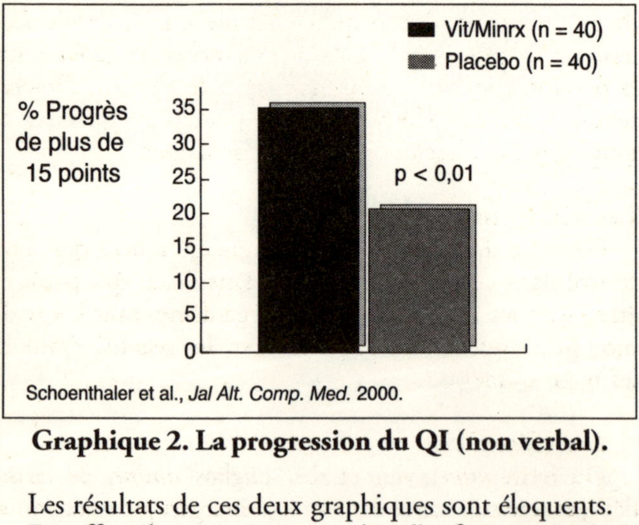

Graphique 2. La progression du QI (non verbal).

Les résultats de ces deux graphiques sont éloquents. En effet, ils montrent que chez l'enfant, certaines carences sont souvent à l'origine de dysfonctionne-

ments. Augmenter le QI de son enfant en le faisant passer de 75 à 100, c'est lui permettre de suivre, s'il le désire, des études supérieures. Mais quel est le rapport avec nos problèmes de diète et de surpoids ? Et bien contrairement à leur apparence, les personnes en surpoids sont, du fait de leur alimentation très souvent déséquilibrée (excès de sucres rapides, aliments pauvres en vitamines...), beaucoup plus carencées que les autres personnes.
Non seulement ces carences auront forcement un impact sur leurs aptitudes intellectuelles, mais également à long terme, sur leurs artères, leur moral et sur l'apparition de troubles de la mémoire (Alzheimer...)

• **Les deux visages du cholestérol**

Le bon cholestérol, ou *cholestérol HDL,* est acheminé vers le foie (*via* le sang), où il est dégradé. Il joue un rôle de protecteur des artères qu'il « nettoie ». Le mauvais cholestérol, ou *cholestérol LDL,* a tendance à se déposer sur la paroi des artères, notamment chez le fumeur, l'hypertendu et l'obèse. L'athérosclérose peut provoquer sur le long terme des accidents cardio-vasculaires.

Les micronutriments

Ce sont des nutriments non énergétiques, que l'on trouve dans certains aliments et dans l'eau, qui peuvent être assimilés directement par l'organisme, sans subir de modification : ce sont les vitamines, les sels minéraux et les oligo-éléments.

Les vitamines

Du latin *vitae* (vie) et de l'anglais *amine,* ce terme désigne une substance sans valeur énergétique mais indispensable au bon fonctionnement de l'organisme, qui ne peut pas les synthétiser. D'où l'intérêt d'adopter une alimentation variée et équilibrée afin de couvrir les besoins et d'éviter les carences, qui entraînent divers troubles et maladies.

• Des substances à ne pas négliger

Les vitamines sont des nutriments indispensables à l'organisme. Elles doivent être obligatoirement apportées par l'alimentation, car notre corps ne peut les fabriquer.

Néanmoins, la *vitamine A* peut être synthétisée par l'organisme à partir de la provitamine A présent dans certains végétaux (carotte, abricot...). La *vitamine D* et la *vitamine K* peuvent également être fabriquées par notre corps ; la vitamine D grâce à l'ensoleillement sur notre peau et la vitamine K par les bactéries de l'intestin.

Les vitamines jouent un rôle important dans l'organisme, elles :

- interviennent dans de nombreuses réactions chimiques ;
- entrent dans la constitution de certaines membranes cellulaires ;
- aident à la production d'énergie ;
- luttent contre les infections en renforçant l'organisme ;
- interviennent dans la fabrication des neuromédiateurs ;
- permettent la réparation de tissus abîmés ;
- préviennent le vieillissement prématuré et l'apparition de certaines maladies...

Mille bonnes raisons de ne pas laisser s'installer de carence !

Une alimentation variée et équilibrée est théoriquement suffisante pour fournir toutes les vitamines dont nous avons besoin. Mais les régimes plus ou moins absurdes auxquels nous soumettons notre organisme peuvent exclure une ou plusieurs vitamines indispensables.

À RETENIR

✔ **Certaines études prouvent qu'une alimentation que l'on juge équilibrée, n'apporte que 80 % des apports journaliers recommandés en vitamines.**

• **Où les trouve-t-on ?**

Les vitamines sont présentes dans les produits d'origine végétale (fruits, légumes, céréales, légumineuses...) et animales (viandes poissons, œufs, produits laitiers...), dans certaines épices et certains aromates (le persil, par exemple, est très riche en vitamines C). Il existe deux catégories de vitamines : les liposolubles et les hydrosolubles.

– Les *vitamines liposolubles*

On les appelle ainsi car elles sont solubles dans les graisses :

- vitamine A ;
- vitamine D, antirachitique ;
- vitamine E ;
- vitamine K.

– Les *vitamines hydrosolubles*

On les appelle ainsi car elles sont solubles dans l'eau :

- vitamine B_1 (thiamine) ;
- vitamine B_2 (riboflavine) ;
- vitamine B_3, ou PP (ou niacine) ;
- vitamine B_5 (ou acide pantothénique) ;
- vitamine B_6 ;
- vitamine B_8 (ou biotine) ;
- vitamine B_9 (ou acide folique) ;
- vitamine B_{12} (ou cobalamines) ;
- vitamine C (acide ascorbique).

Tableau 2. Sources, propriétés et doses quotidiennes recommandées en vitamines.

Vitamines	Sources	Propriétés	Apport nutritionnel conseillé par jour
Vitamine A - Rétinol : origine animale - Caroténoïdes : origine végétale	- Beurre, laitages entiers, foie - Jaune d'œuf - Légumes (bêta carotène ou provitamine A)	- Indispensable à : • une bonne vision • la différentiation cellullaire (embryogenèse, croissance, renouvellement tissulaire : peau, muqueuses) - Rôle dans l'immunité	Entre 600 et 800 équivalents rétinol
Vitamine D (cholécalciférol)	- Poissons - Huile de foie de poisson - Œufs - Margarine - Beurre	- Minéralisation osseuse - Système immunitaire - Antipsoriasis, - Anticancéreux	Entre 5 et 15 µg
Vitamine E (tocophérol)	- Huiles végétales, - Margarine (50 à 70 % des apports) - Beurre - Fruits et légumes (12 à 18 %)	- Antiradicaux libres : • antioxydant • antivieillissement • anticancéreux - Action antiathérogène - Défense immunitaire	12 mg

Vitamines	Sources	Propriétés	Apport nutritionnel conseillé par jour
Vitamine K	- Brocoli - Choux-fleurs - Choux de Bruxelles... - Laitue - Cresson - Épinard - La plupart des fruits et légumes	- Coagulation sanguine - Calcification	45 µg
Vitamine C (acide ascorbique)	- Cassis - Persil frais - Poivron rouge et vert (cru) - Kiwi - Fraises - Agrumes - Choux	- Anti-infectieux par renforcement du système immunitaire - Absorption du fer - Synthèse tissu conjonctif et osseux - Propriétés antioxydantes	110 mg
Vitamine B_1 (thiamine)	- Céréales complètes - Levure de bière - Abats (rognons, foie) - Viande de porc - Charcuterie	- Fonctionnement des cellules nerveuses (influx nerveux) ; - Métabolisme énergétique des glucides	Entre 1 et 1,8 mg

Vitamines	**Sources**	**Propriétés**	**Apport nutritionnel conseillé par jour**
Vitamine B_2 (riboflavine)	- Abats (foie) - Levure alimentaire - Laitages - Céréales complètes	- Métabolisme biochimique de la production d'énergie à partir des glucides et des lipides - Phénomène de vision - Bon état peau et muqueuse	Entre 1,3 et 1,8 mg
Vitamine B_3 ou PP (niacine)	- Levure alimentaire - Poissons gras - Foie - Lapin - Volailles - Céréales complètes	- Métabolismes des protéines, lipides et glucides - Fonctionnement du système nerveux	Entre 11 et 16 mg
Vitamine B_5 (acide pantothénique)	- Levure alimentaire - Abats (foie, rognons, cervelle) - Céréales complètes - Germes de blé - Champignon - Cacahuètes - Lait en poudre	- Métabolisme lipides, glucides, protéines - Favorise l'activité cellulaire, en particulier, au niveau de la peau des cheveux et des muqueuses	5 à 7 mg

Vitamines	Sources	Propriétés	Apport nutritionnel conseillé par jour
Vitamine B_6	- Poulet, foie, œufs - Poisson - Céréales complètes - Fruits oléagineux (noisettes, amandes, noix) - Chou, épinards, pommes de terre	- Métabolisme des protéines - Biosynthèse de la sérotonine - Libération du glucose à partir du glycogène - Formation de l'hémoglobine des globules rouges	1,6 à 2,2 mg
Vitamine B_8 (biotine)	- Levure de boulangerie - Abats - Œufs - Laitages - Flocons d'avoines - Fruits oléagineux (noisettes, amandes, noix)	Nombreuses réactions biochimiques pour le métabolisme des glucides, lipides et protéines	50 µg
Vitamine B_9 (acide folique)	- Levure alimentaire - Foie - Salades vertes, châtaignes, noix, amandes - Légumes verts, maïs, petit pois, pois chiches, melon - Œufs, fromages fermentés	- Rôle clé dans le renouvellement de toutes les cellules de l'organisme (importance chez la femme enceinte) - Synthèse de neuromédiateurs agit sur les globules rouges et favorise une bonne	Entre 300 et 400 µg

Vitamines	Sources	Propriétés	Apport nutritionnel conseillé par jour
		oxygénation des cellules	
Vitamine B_{12} (cobalamines)	- Abats (foie, rognon, cœur) - Œufs - Poissons	- Formation des globules rouges - Renouvellement cellulaire : maintien en bon état de la peau	Entre 2,3 et 2,8 µg

• **Préserver les vitamines au quotidien**

Les vitamines sont fragiles et ont tendance à se dégrader lors de la cuisson ; il convient, par conséquent, de privilégier les modes de cuisson rapides (vapeur, wok, papillote...) et de consommer les aliments sitôt cuits. Attention également au stockage : les vitamines se dégradent rapidement sur les étals des marchands. En cas de doute sur la fraîcheur des denrées proposées, mieux vaut opter pour des produits surgelés : les aliments sont traités et congelés très rapidement, ce qui permet de préserver la plupart des vitamines. Autres astuces pour éviter que les aliments perdent une grande partie de leurs précieuses substances :

– privilégier les emballages qui protègent de l'air et de la lumière ;
– éviter de laisser fruits et légumes, riches en vitamines hydrosolubles, stagner dans l'eau au moment du nettoyage ;
– faire l'impasse sur le blanchiment dans l'eau bouillante (action qui consiste à plonger brièvement les aliments crus afin de les raffermir et de les épurer).

• Les bienfaits des vitamines antioxydantes

Les substances antioxydantes s'opposent aux effets des *radicaux libres* qui, s'ils envahissent l'organisme de manière excessive (via la pollution, les substances chimiques, comme les conservateurs contenus dans certains aliments, les herbicides et pesticides, le tabac, l'exposition intempestive au soleil...), peuvent provoquer de nombreuses maladies et une accélération du vieillissement en s'attaquant aux membranes cellulaires.

Les substances antioxydantes s'opposent aux effets destructeurs des radicaux libres en modérant leurs dommages, restaurant les lésions subies par les cellules, éliminant les déchets, entravant ainsi le phénomène d'oxydation... Chefs de file de ces substances antioxydantes : les *vitamines A, C et E.* On trouve de la vitamine A dans les produits laitiers, le jaune d'œuf, le foie, les poissons gras... et des caroténoïdes, précurseurs de la vitamine A, dans tous les fruits et légumes à chair orangée. Le kiwi, les agrumes, le cassis, mais aussi le chou, le persil... regorgent de vitamine C. Les huiles végétales, quelles qu'elles soient, sont également une source incontestable de vitamine E.

• Faut-il se supplémenter ?

En théorie, une alimentation équilibrée permet de couvrir tous les besoins de l'organisme en termes de vitamines. En pratique, les choses sont moins évidentes. Pourquoi ? Tout simplement parce que les populations occidentales adoptent souvent, volontairement ou involontairement, une alimentation déséquilibrée.

Citons à titre d'exemple :

– les régimes répétés, qui excluent certaines catégories d'aliments et entraînent des carences vitaminiques ;
– l'abus de *junk food,* trop riche en sucres rapides et en graisses saturées, et pauvres en vitamines ;
– la consommation de produits raffinés à outrance ou stockés depuis trop longtemps pour avoir pu garder leurs précieuses vitamines.

Le graphique 3 illustre l'importance des déficits nutritionnels d'une majorité de la population française. On peut ainsi observer que 100 % de la vitamine E n'est pas apportée et que 90 à 99 % des Français présentent des carences d'apport en oméga-3, particulièrement les personnes ayant un problème de surpoids.

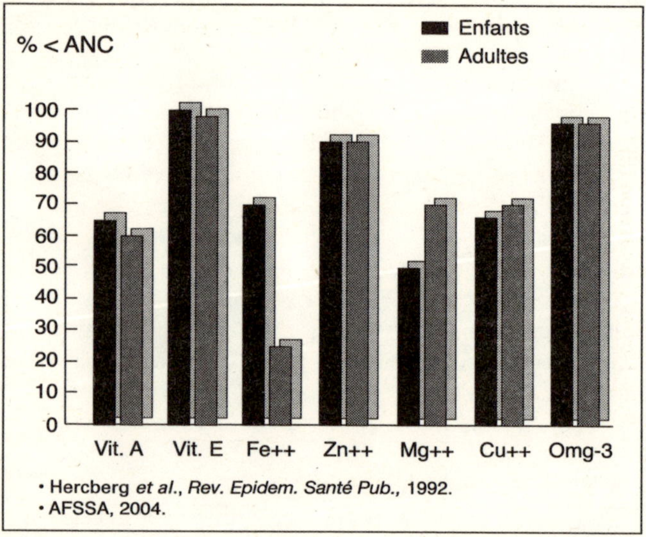

Graphique 3. Les déficits nutritionnels en France.

En dehors de l'apport sous forme d'huile végétale (colza), les sources principales d'oméga-3 sont les huiles de poisson. L'avantage de ces huiles est qu'elles apportent des produits que l'organisme ne sait pas toujours fabriquer à partir d'huiles végétales.

Le DHA (acide docosahexaénoïque) en fait partie. Il a un rôle essentiel au niveau de la structure des membranes nerveuses des cellules cérébrales.

En cas de carences, nous pouvons avoir une tendance

à la dépression, ce qui survient souvent chez les patients en surpoids.

Le graphique 4 illustre bien ce problème puisqu'elle souligne l'importance des dépressions survenues après un accouchement, en fonction de la consommation de DHA.

Il semble, en effet, que dans les pays où le DHA est davantage consommé (comme au Japon, en Malaisie et au Chili), les femmes soient moins victimes de dépression.

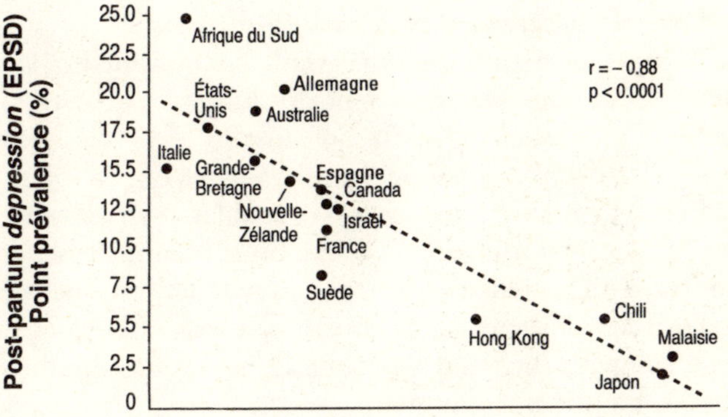

Hibbeln JR, 2002, *J. Affect. Disord.* (69), 15-29.

Graphique 4. DHA du lait maternel et dépression *post-partum*.

En conclusion, la consommation de compléments alimentaires et, surtout, vitaminiques est aujourd'hui entrée dans les mœurs : chacun voulant devenir acteur de sa santé et prévenir, au maximum, les effets du vieillissement.

ATTENTION À L'AUTOMÉDICATION

✔ **Afin d'éviter tous risques de surdosage et de nocivité, seul le médecin ou le pharmacien est habilité à vous conseiller une éventuelle supplémentation en vitamines.**

Dans le cadre d'un programme hyperprotéiné, qu'il soit cétosé (on ne consomme quasiment que des protéines) ou non, *une supplémentation vitaminique est indispensable,* car les sachets de préparations hyperprotéinées, même s'ils sont d'excellente qualité, ne contiennent pas tous les vitamines, sels minéraux et oligo-éléments indispensables à l'organisme au quotidien.

Les sels minéraux et les oligo-éléments

Présents en petites quantités dans l'organisme, les sels minéraux et oligo-éléments sont des substances indispensables. On considère qu'ils constituent 4 % de notre poids. Une carence en sels minéraux et/ou en oligo-éléments peut entraîner certains troubles. Par exemple, une carence en calcium entraîne une fragilité osseuse, tandis qu'une carence en fer peut provoquer une anémie.

Tous les aliments contiennent des sels minéraux et oligo-éléments. Le fait d'avoir une alimentation équilibrée devrait, en principe, permettre de couvrir tous les besoins de l'organisme. Mais pour diverses raisons (régimes, restrictions alimentaires, impasses sur certains aliments, alimentation anarchique, consommation excessive de produits industrialisés...), les apports en vitamines, sels minéraux et oligo-éléments sont souvent insuffisants. Dans le cadre d'un programme hyperprotéiné, *une supplémentation est absolument nécessaire* afin d'éviter les carences. Votre médecin vous conseillera et vous prescrira les supplémentations adéquates.

- **Les sels minéraux**

– Le calcium.
– Le chlore.
– Le magnésium.
– Le phosphore.

– Le potassium.
– Le sodium.
– Le soufre.

Les sels minéraux sont présents en plus grande quantité dans l'organisme que les oligo-éléments

• **Les oligo-éléments**

– Le chrome.
– Le cobalt.
– Le cuivre.
– Le fer.
– Le fluor.
– L'iode.
– Le manganèse.
– Le molybdène.
– Le sélénium.
– Le silicium.
– Le vanadium.
– Le zinc.

Tableau 3. Sources, propriétés, et apport nutritionnel conseillé.

Sels minéraux et oligo-éléments	Sources	Propriétés	Apport nutritionnel conseillé par jour
Calcium	- Lait, laitages - Certaines eaux minérales - Amandes, noisettes - Persil frais - Cresson	- Constitution du squelette - Coagulation sanguine - Régulation du système nerveux et contraction musculaire et cardiaque	- Enfant, adolescent : 500 à 1 200 mg selon l'âge - Adulte : 900 mg - Femme enceinte : 1 000 mg

Sels minéraux et oligo-éléments	Sources	Propriétés	Apport nutritionnel conseillé par jour
			- Femme allaitante : 1 300 mg - Homme au-delà de 50 ans, femmes au-delà de 55 ans : 1 200 mg
Magnésium	- Chocolat - Céréales complètes - Fruits secs - Bananes - Escargots, moules, bigorneaux - Sel fin - Levure alimentaire	Régulation du métabolisme des tissus musculaires, cardiaques et nerveux	350 mg environ
Phosphore	- Lait et fromages - Œufs - Ris de veau - Fruits oléagineux	- Constitution du squelette osseux - Production d'énergie disponible pour les cellules (ATP)	Entre 750 et 850 mg
Potassium	- Légumes et fruits secs - Fruits et légumes frais	- Bon fonctionnement enzymatique - Fonctionnement neuro-musculaire, cardiaque et nerveux	400 à 600 mg

Sels minéraux et oligo-éléments	**Sources**	**Propriétés**	**Apport nutritionnel conseillé par jour**
Sodium	- Sel de table - Charcuterie, fromage, conserves...	Rôle dans la pression osmotique, l'équilibre électrolytique et la masse hydrique de l'organisme	Fait l'objet de débat
Chrome	- Levure - Foie - Jaune d'œuf - Épices	- Métabolisme des glucides, lipides - Potentialisation de l'insuline - Métabolisme des acides nucléiques	50 à 70 µg
Cobalt	- Foie, viande - Végétaux verts feuillus : épinard, choux	Indispensable à la production de globules rouges - Permet de combattre l'anémie - Intervient dans la fixation de la vitamine B_{12}	
Cuivre	- Féculents - Légumes secs - Foie et dérivés - Fruits légumes - Vin rouge	- Systèmes enzymatiques - Combat le stress oxydatif	1,5 à 2 mg

Sels minéraux et oligo-éléments	Sources	Propriétés	Apport nutritionnel conseillé par jour
Fer	- Boudin noir - Levure alimentaire - Abats viandes - Œufs - Céréales complètes - Lentilles, haricots blancs - Huîtres, bigorneaux, palourdes, moules	- Constituant de l'hémoglobine et de la myoglobine - Activités enzymatiques	9 à 16 mg 25 à 35 mg chez la femme enceinte
Fluor	- Eau minérale, du robinet - Sel fluoré	- Prévention de la carie dentaire - Constituant des os	2 mg
Iode	- Sel iodé - Aliments marins (poissons, crustacés, mollusques, algues)	Synthèse des hormones thyroïdiennes	150 à 200 µg
Manganèse	- Céréales complètes, légumes verts et secs - Thé, noix, gingembre, clous de girofle	- Métabolisme glucidique et lipidique - Antiradicaux libre	2,5 mg

Sels minéraux et oligo-éléments	**Sources**	**Propriétés**	**Apport nutritionnel conseillé par jour**
Molybdène	- Céréales complètes, légumes - Viande - Produits laitiers	Activité enzymatique	30 à 50 µg
Sélénium	- Abats - Poissons - Moutarde - Œufs - Viandes (porc, lapin, cheval) - Poivron rouge, haricots blancs secs, ail	- Lutte contre les radicaux libres, le vieillissement - Protection des membranes cellulaires - Défenses immunitaires	50 µg
Soufre	- Ail, oignon, amandes, avocat, céréales, cresson, noisettes, noix, légumineuses	- Rentre dans la structure de nombreux acides aminés (cystine et méthionine) - Participe au contrôle de nombreuses fonctions métaboliques vitales	
Silicium	- Eau - Céréales complètes - Bière	- Synthèse du collagène - Formation de l'os	5 mg

Sels minéraux et oligo-éléments	**Sources**	**Propriétés**	**Apport nutritionnel conseillé par jour**
Vanadium	Fruits de mer, coquillages champignons	Activité enzymatique Action au niveau de la thyroïde et de l'os	10 à 20 µg
Zinc	- Huîtres - Fromages - Viandes - Céréales - Fruits oléagineux (amandes, noisettes)	- Synthèse des protéines - Renouvellement des cellules : cicatrisation, immunité - Antiradicaux libres	10 à 15 mg

Le grahique 6 page 39 illustre l'apparition des maladies en fonction de l'appauvrissement de notre corps en vitamines, minéraux et oligo-éléments.

En effet, une maladie ne survient pas du jour au lendemain (un cancer peut, statistiquement, se développer en cinq à dix ans). De même, ce sont des années de déséquilibres alimentaires et d'excès de sucres rapides qui sont à l'origine du diabète de type 2.

La *prévention* dépend alors du comportement de chaque individu pour limiter au maximum les risques d'apparition de maladies graves et pour que la fin de vie se passe le mieux possible, c'est-à-dire avec plaisir et en bonne santé à son domicile plutôt que tristement et malade dans un hôpital.

Chaque personne a le pouvoir d'agir sur son *capital*

santé et il n'est jamais trop tard pour arrêter l'évolution de certaines maladies dites inéluctables.
Un diabète de type 2 peut ainsi se normaliser avec un régime approprié et une supplémentation bien faite.
Ce graphique montre que l'arrivée progressive d'un certain nombre de symptômes va de pair avec l'appauvrissement des réserves de micronutriments.
En fait, au début tout est silencieux, le futur malade a, en apparence, l'air en bonne santé, mais déjà au plus profond de son organisme certaines réactions se passent mal (une carence en magnésium entraîne un mauvais fonctionnement de 300 réactions), des toxines s'accumulent, certaines protéines, ou acides gras, indispensables à l'entretien de nos cellules, ne sont plus fabriqués correctement, le corps a du mal à se régénérer. C'est le début du vieillissement et de la sclérose.
Pendant toute cette phase, les examens classiques des laboratoires ne montrent aucune modification.
Normalement, la première manifestation est la fatigue, puis petit à petit apparaissent les troubles du sommeil et les maux de tête le matin ; la « patraquerie » habituelle s'installe : troubles digestifs, ballonnements, troubles du transit, palpitations.
Autant de *signes* que l'on nomme f*onctionnels* : c'est la phase de la maladie où il n'y a pas de dégradation significative des structures de l'organisme et où une prise en main est possible, sans séquelles.
Mais si l'individu laisse perdurer et s'accentuer ses carences, progressivement la maladie devient organique. Des lésions au niveau des artères, une artériosclérose du foie sont alors constatables : fibrose du cœur, des reins, des poumons. Ces altérations des structures, invalidantes et plus ou moins irré-

versibles à ce stade, sont à l'origine de maladies graves comme : le diabète, l'infarctus, etc.
C'est à ce moment seulement que les bilans biologiques montrent des perturbations qui apparaissent donc bien longtemps après la naissance des déséquilibres initiaux.
Certains bilans évoqués en bas à gauche du graphique – non remboursés à ce jour par la Sécurité sociale, mais cela est peut-être en cours de changement afin de favoriser la prévention... – sont plus sensibles et plus pointus que ceux pratiqués couramment.
Ils aident à diagnostiquer très tôt les déséquilibres de l'oxydation des cellules, appelés le *stress oxydatif.*
Ils indiquent s'il y a excès de production des substances toxiques, insuffisance de fabrication par notre corps d'antioxydants ou bien carences dans l'alimentation de tel ou tel principe indispensable.
D'autres bilans détaillés permettent de dresser des profils des lipides ou graisses dans l'organisme de façon beaucoup plus complète que le simple bon ou mauvais cholestérol.
D'autres, enfin, sont à même de donner des renseignements précis sur l'état des hormones, des neurotransmetteurs...
Tous ces bilans, aujourd'hui peu pratiqués, permettent d'adapter de façon très précise et non toxique la supplémentation nécessaire afin qu'elle soit la plus préventive et efficace possible.
Seul un médecin averti est capable de vous conseiller dans ce domaine.
Une supplémentation en aveugle, effectuée en se « bourrant » de vitamines achetées sans avis médical, peut se révéler dangereuse. Un excès d'apport de carotène peut ainsi être à l'origine de l'augmentation du risque de cancer du poumon, par exemple.

Comme en toute chose, les excès sont souvent préjudiciables. La première démarche est donc de demander conseil à un médecin afin de privilégier l'équilibre et l'harmonie.

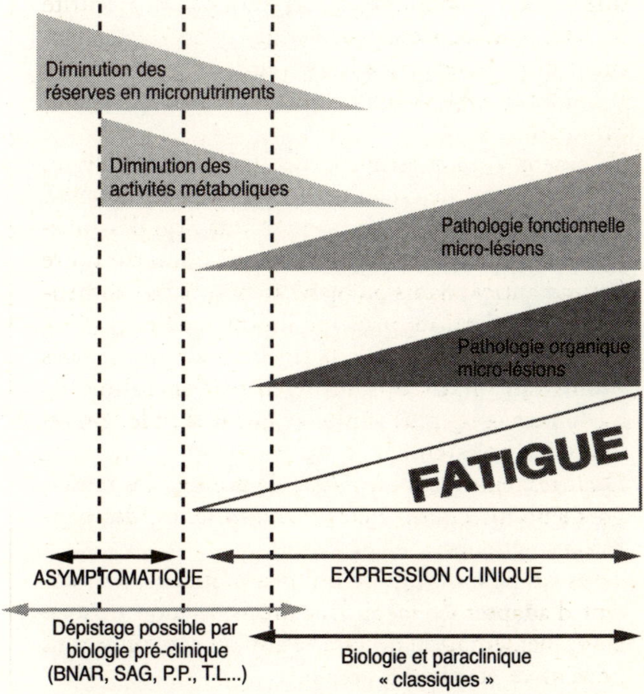

Graphique 5. Les conséquences des déficits en micronutriments (d'après Guilland et Lequeu).

Les fibres alimentaires

Longtemps considérées comme des substances sans importance, les fibres alimentaires ont dernièrement prouvé qu'elles détenaient de nombreuses vertus fort intéressantes, notamment dans le cadre d'un régime amincissant.

Qu'est-ce que les fibres alimentaires ?

Les fibres sont des glucides naturels non assimilables, formés de la condensation de plusieurs sucres simples. Elles sont présentes dans la plupart des végétaux dont elles constituent le « squelette ». C'est pourquoi les fibres ont cet aspect fibreux, plus ou moins rigide selon les espèces. Mais elles ne jouent pas essentiellement le rôle de charpente de la plante. Certaines fibres alimentaires, tels les mucilages, qui ont la capacité de se gorger d'eau dans l'estomac, sont intéressantes pour leur effet satiétogène (coupe-faim) et leur influence positive sur le transit intestinal.

Les populations des pays industrialisés consomment moins de légumes, de fruits et de céréales qu'autrefois. En 1900, on absorbait environ 30 g de fibres alimentaires contenues dans les légumes, les fruits et les céréales non raffinées. De nos jours, on en consomme seulement 15 g.

Il existe deux types de fibres alimentaires : les solubles dans l'eau et les insolubles.

- Les *fibres alimentaires solubles* forment, au contact de l'eau, un gel visqueux. Elles sont souvent utilisées dans l'industrie alimentaire comme épaississant. Ce sont :
  - les pectines ;
  - les gommes ;
  - les alginates ;
  - le psyllium ;
  - le son d'avoine.
- Contrairement aux premières, les *fibres alimentaires*

insolubles ont une structure ligneuse et sont généralement utilisées pour améliorer le transit intestinal. On trouve :
- la cellulose ;
- l'hémicellulose ;
- la lignine.

Fibres et régime

Les fibres sont à l'origine de nombreux bienfaits. Elles sont notamment précieuses pour les personnes en phase d'amincissement car elles ne contiennent *pas de calories.*

Par conséquent, les aliments riches en fibres sont moins caloriques, à poids égal, que les aliments équivalents, pauvres en fibres ou qui en sont dépourvus.

Par exemple : le riz complet est, à poids égal, moins calorique que le riz blanc. Même chose pour la semoule de blé complète et la semoule de blé raffinée. De plus, il faut savoir que la consommation de fibres diminue l'index glycémique d'un repas.

• Elles nécessitent un effort de mastication

Les aliments riches en fibres demandent un effort de mastication. Résultat : comme on mange plus lentement, les aliments restent plus longtemps dans la cavité buccale. Le temps passé à manger (et manger est un plaisir) est donc plus important. Le sentiment de frustration s'amoindrit. Il est en effet très important de bien mâcher ses aliments car cela les prépare à la digestion et diminue les phénomènes de ballonnements.

• Elles ont un effet coupe-faim

La sensation de faim est, majoritairement, à l'origine de l'échec des régimes. Par conséquent, le fait de consommer des fibres, ayant la propriété de se gorger d'eau, diminue cette sensation de faim et permet de « tenir » entre deux repas.

- **Elles ralentissent l'assimilation des lipides et glucides**

Les fibres alimentaires auraient également la capacité de ralentir, voire d'empêcher, l'assimilation d'une petite part des lipides et des glucides en les emprisonnant pour les évacuer directement dans les selles, et en agissant sur certaines substances digestives afin de modifier leur activité.

Citons pour exemple :

– le *son de blé* qui peut absorber jusqu'à quatre fois son volume d'eau ;

– Le *Fucus vesiculosus* (algue), riche en mucilages non assimilables (et donc rejetés dans les selles), capables de gonfler dans l'estomac et de générer un effet coupe-faim ;

– l'*ispaghul,* qui se transforme en gel visqueux au contact de l'eau et qui a un effet coupe-faim naturel. Il a également la capacité de ralentir l'absorption des glucides et des lipides ;

– le *konjac,* riche en glucomane, peut absorber plus de cent fois son volume d'eau...

- **Elles permettent de combattre la constipation**

Lorsque l'on est au régime, les apports caloriques doivent être réduits ainsi que les portions. Rapidement, le volume du bol fécal diminue et durcit. Des phénomènes de constipation apparaissent alors. Les fibres alimentaires permettent de suivre un régime sans passer par cette phase désagréable car elles augmentent et fluidifient le bol fécal, sans apporter de calories indésirables.

Tableau 4. Exemple de richesse en fibres de certains aliments[1].

Aliments	Taux de fibres pour100 g
Haricot blanc sec	18,1
Soja farine	17,3
Pruneau sec	16
Amande	15
Figue sèche	11
Artichaut cuit	9,4
Farine de blé complète	9
Pois chiche cuit	8,6
Groseille fraîche	8,2
Pain complet	7
Framboise	6,7
Petit pois cuit	6,1
Pois cassé cuit	4,4
Épinard cuit	3
Riz complet cuit	1,4
Riz blanc cuit	0,5

1. *Source* : REGAL : répertoire général des aliments.

- **Autres vertus des fibres**

– Elles préviennent :

- l'apparition de *cancers du côlon.* Ce type de cancer est en effet moins courant chez les grands consommateurs de fibres alimentaires car elles jouent un rôle bénéfique en modifiant la flore bactérienne et en diminuant le temps de contact des substances cancérigènes avec les parois du côlon ;
- les *hémorroïdes,* en rendant le bol fécal plus fluide ;

– L'absorption de pectine et d'hémicellulose stabilise le *taux de diabète sanguin* et diminue le pic postprandial en retardant l'assimilation des glucides.

Une mention particulière pour les ß glucanes
Fibres solubles de son d'avoine

Les résultats publiés sur le régime OKINAWA ont montré que la longévité et l'absence de maladie de la population de cette île étaient liées en grande partie à la richesse en fibres de leur alimentation.

Le son d'avoine est riche en une variété de fibres solubles appelées ß glucanes. Les études cliniques modernes confirment l'intérêt de la fibre, dans la prévention du diabète de type 2, la maîtrise du poids et la diminution du risque cardio-vasculaire par diminution du mauvais cholestérol.

Ces différentes améliorations sont liées au fait que les fibres, quand elles sont mélangées à de l'eau, gonflent et forment un gel qui enrobe les aliments.

De ce fait elles agissent sur la faim en augmentant le temps de mastication et de salivation, en retardant l'évacuation de l'estomac et en ralentissant l'absorption des sucres par diminution de l'action des enzymes nécessaires.

Cette absorption, plus progressive, des sucres, apporte de l'énergie au corps de façon plus régulière, ce qui diminue les stockages sous forme de graisse et les réactions de décharge d'insuline par le pancréas.

Celui-ci, mis au repos, se fatigue moins, ce qui améliore son fonctionnement et diminue le diabète.

La troisième action remarquable liée à cette viscosité est qu'elle limite l'absorption du cholestérol et sa fabrication par le foie.

Des barres de céréales enrichies par ces ß glucanes ont toutes ces actions et permettent une prise en charge thérapeutique gourmande de ces pathologies.

L'eau, votre amie pour la vie

Notre organisme est constitué à 60 % d'eau, dont les deux tiers se trouvent à l'intérieur des cellules. Il faut boire, tous les jours, environ *1,5 litre* d'eau pour maintenir une bonne hydratation au sein de notre corps et éliminer les toxines.

Boire, c'est tout naturel

Si l'on peut survivre au jeûne, il est difficile de vivre plus de quatre jours sans boire. C'est pourquoi il est indispensable de maintenir constamment l'hydratation au sein de l'organisme. Chaque jour, nous perdons environ 0,5 à 1 litre d'eau par le biais des phénomènes de respiration, transpiration et d'évaporation. La chaleur et l'activité physique augmentent cette perte hydrique. On considère qu'un sportif peut perdre 10 litres d'eau en exerçant une activité physique intense par temps chaud. Comptons également l'eau éliminée dans les selles.

Boire pour éliminer les toxines

Environ 40 % de l'eau indispensable à l'organisme sont apportés par l'alimentation, tandis que 60 % doivent l'être par l'absorption de liquides : eau, tisane, bouillon de légumes, jus de fruits, lait, thé, café (en doses limitées)... mais pas d'alcool, ou peu s'en faut : un petit verre de bon vin rouge par repas !

Contrairement aux idées reçues, *boire ne fait pas maigrir.* Certaines personnes s'astreignent à absorber 3 ou 4 litres d'eau par jour, voire plus. Ce comportement, à la limite du pathologique, peut entraîner des troubles graves. Il est conseillé dans le cadre d'un régime amincissant, d'absorber un peu plus de liquide que d'ordinaire.

L'eau sert à maintenir l'hydratation, mais également à drainer les toxines. Il faut savoir que le fait de ne pas boire suffisamment (moins de 0,5 à 1 litre par jour) entrave le phénomène d'élimination des déchets par les reins, notamment de l'urée et de l'acide urique.

Dans le cadre d'un programme hyperprotéiné, il est indispensable de boire beaucoup d'eau (2 litres par jour minimum, sans compter l'eau utilisée pour reconstituer les préparations contenues dans les sachets) afin, en particulier, d'éliminer les corps cétoniques en excès via les urines.

L'eau, source de vie

Il existe, pour schématiser, trois catégories d'eau à boire.

- L'**eau du robinet** a des teneurs en sels minéraux, oligo-éléments et nitrates qui varient selon la région. Pour être reconnue comme potable, elle doit répondre à de nombreux critères et être l'objet de contrôles permanents. En outre, cette eau se révèle très économique.
- L'**eau de source** est naturellement potable et ne doit avoir subi aucun traitement. Mise en bouteilles à la source, elle est l'objet de contrôles réguliers. Elle ne peut se vanter de vertus thérapeutiques. Seule la mention « convient pour le coupage des biberons » est autorisée sur l'étiquette.
- L'**eau minérale** est en vente libre en France. Contrairement à l'eau de source, elle bénéficie de vertus thérapeutiques reconnues par l'Académie de médecine. Sa teneur en minéraux doit être stable tout au long de l'année.

Il convient de demander l'avis de son médecin avant de consommer régulièrement la même eau minérale, particulièrement pour les femmes enceintes, les bébés et les enfants.

Les eaux très minéralisées ne sont pas en vente. Leur usage est réservé aux soins thermaux.

Des kilos à perdre

Divers facteurs, combinés ou non (hérédité, alimentation déséquilibrée, manque d'activité physique, prise de certains médicaments...) peuvent entraîner un surpoids et provoquer des problèmes de santé.

Afin d'éviter l'apparition de troubles et de maladies (comme le diabète, l'hypercholestérolémie, l'hypertension artérielle, l'arthrose, le syndrome de Pickwick, les calculs biliaires et, même, certains cancers), il est recommandé de retrouver un poids de forme en reprenant une activité physique, même modérée au départ (une demi-heure de marche par jour suffit) et d'adopter un programme alimentaire efficace. Mais pas n'importe lequel !

Le choix du bon régime

Parmi la multitude de régimes, plus ou moins efficaces, qui fluctuent selon les saisons et les modes, il n'est pas toujours aisé de distinguer le bon grain de l'ivraie. En effet, certains régimes, efficaces à court ou à moyen terme, sont mauvais pour la santé car carencés. D'autres sont trop stricts, frustrants et donc difficiles à tenir sans « craquer ». La plupart des régimes amincissants ont également un handicap de taille : ils sont suivis ni d'une période d'éducation nutritionnelle, ni d'un accompagnement de la personne en surpoids sur le moyen et le long terme.

Le programme hyperprotéiné, qu'il soit cétosé ou non, se distingue nettement de tous ces régimes. Articulé autour de plusieurs phases, qui se suivent et se complètent, il accorde une réelle importance à l'éducation nutritionnelle, phase capitale au cours de laquelle on apprend à se nourrir autrement pour ne pas reprendre les kilos perdus. Il comprend également une supplémentation en vitamines, sels minéraux (en calcium et en potassium, par exemple) et oméga-3, afin de ne pas développer de carence. Et surtout, il est effectué sous contrôle médical, gage de sérieux et de sécurité.

Il est important de savoir que tous ceux qui éprouvent le besoin de mincir n'ont pas grossi pour les mêmes raisons. Par conséquent, nous vous conseillons, avant de débuter votre programme hyperprotéiné, de réfléchir à la façon dont vous avez pris du poids. En comprenant les raisons de votre surpoids, vous ferez un premier pas vers la silhouette que vous souhaitez retrouver.

Les raisons du surpoids

• Génétique et prise de poids

Pour la plupart des spécialistes, la génétique intervient dans la prédisposition à l'obésité. C'est pourquoi, il est plus difficile pour une personne naturellement forte de perdre du poids et, surtout, de ne pas regrossir. Cette hérédité expliquerait également qu'il existe des familles dites de « gros » et des familles de « maigres ».

Nous sommes inégaux face aux kilos. En effet, certains sont naturellement de « petits brûleurs » d'énergie alors que d'autres sont de « grands brûleurs » ; cela explique qu'à alimentation égale, les premiers prendront du poids, contrairement aux seconds.

Il ne s'agit pourtant pas de baisser les bras si vous appartenez à une famille de « gros ». Une alimentation équilibrée et une activité sportive peuvent contrebalancer votre profil génétique. En revanche, si vous n'adoptez pas une rigoureuse hygiène de vie et que vous ne bougez pas, vous risquez fort de vous retrouver avec des kilos en trop.

Au sein de certaines familles, le surpoids semble transmis de génération en génération en raison de la prédominance de la sédentarité et de l'absence d'hygiène alimentaire. D'autres familles parviennent à faire fi de leur hérédité en adoptant de bonnes habitudes alimentaires et en encourageant l'activité sportive. *La fatalité n'existe pas.*

Ne laissez pas le poids de vos gènes vous empêcher de mincir et, surtout, de rester mince !

• Vos kilos se sont accumulés au fil du temps

Jeune, vous étiez plutôt mince, sans pour autant vous priver. Au fil des années, vous avez gagné un kilo, puis trois, puis cinq... voire plus. Même s'il est considéré comme normal de ne pas conserver toute sa vie le poids de ses vingt ans, il est légitime de vouloir s'y maintenir le plus longtemps possible.

Pourtant, la plupart d'entre nous agissent en dépit du bon sens. Vie sédentaire, alimentation trop riche, vite et mal absorbée, « petits riens » pris entre les repas, ou longs moments passés assis derrière un bureau ou un volant... c'est la porte ouverte aux kilos superflus !

L'embonpoint résulte également de mauvaises habitudes alimentaires bien installées. Nombreux sont les Français qui partent travailler le matin en ayant seulement bu « un petit noir », tout en sachant qu'il est indispensable de prendre un vrai petit déjeuner. Le midi, on absorbe un hamburger, des frites et du soda, qui comblent momentanément la faim. Résultat : le soir, on est affamé... et on se jette sur n'importe quoi pour terminer la soirée à grignoter des friandises devant la télé.

• Les événements qui vous ont fait prendre du poids

Vous avez arrêté de fumer

L'arrêt du tabac a la mauvaise réputation d'entraîner une prise de poids. Et ceci pour plusieurs raisons :

- l'ex-fumeur grignote davantage entre les repas, et plutôt des aliments sucrés, pour tenter de compenser le manque ;
- le fait de fumer augmente les dépenses énergétiques de 200 calories par jour environ ;

– le tabac a un effet anorexigène (coupe-faim). Les fumeurs absorbent en général 200 à 300 calories de moins que les non-fumeurs ou les ex-fumeurs.

C'est pourquoi, il n'est pas rare que l'arrêt du tabac entraîne une prise de poids de l'ordre de 2 à 4 kilos, parfois plus, parfois moins. Certains peuvent même s'arrêter de fumer sans prendre un gramme. Quoi qu'il en soit, le tabac étant responsable de nombreuses maladies cardio-vasculaires et de cancers, mieux vaut prendre 2 kilos (et les reperdre) que de continuer à s'intoxiquer.

Vous avez vécu une ou plusieurs grossesses

Pour ne pas rester ronde après la grossesse, une solution : ne pas prendre plus d'un kilo par mois et allaiter votre bébé. Le fait de nourrir son enfant au sein brûle des calories et permet à l'utérus de retrouver plus rapidement sa forme initiale.

Néanmoins, si vous avez gardé quelques kilos, il existe plusieurs moyens de retrouver votre taille de jeune fille :

– pratiquez une activité sportive (natation, aquagym, marche rapide...) ;
– entamez un régime équilibré (inutile de vous affamer, ni de vous carencer après cette période éprouvante).

Vous avez arrêté de faire du sport

Nombreuses sont les personnes qui prennent du poids car elles stoppent brutalement toute activité physique... tout en ne changeant rien à leur alimentation ! Résultat : la masse musculaire est peu à peu remplacée par la masse grasse. L'arrêt du sport ne devrait jamais être total, ni définitif. Toute baisse d'activité physique doit être accompagnée par une modification à la baisse des entrées énergétiques.

Dans votre cas, il sera indispensable de reprendre une activité physique !

Vous avez traversé un épisode dépressif

Il n'est pas rare que les kilos se fassent envahissants à la suite d'un épisode dépressif réactionnel ou non : deuil, rupture, perte d'emploi... À noter : un amaigrissement peut également apparaître. Explication : un événement traumatisant peut provoquer différents troubles, notamment des troubles du comportement alimentaire. Si vous êtes dans ce cas, n'hésitez pas à en parler à votre médecin.

D'autre part, certains médicaments antidépresseurs peuvent provoquer une prise de poids. Les kilos disparaissent généralement à l'arrêt du traitement.

Vous êtes sujet(te) à un dérèglement hormonal

L'hypothyroïdie est une maladie rare mais souvent méconnue. Elle atteint la glande thyroïde et ralentit l'activité de cette dernière. Les symptômes sont les suivants : dépression, fatigue, crampes musculaires, constipation, anémie, frilosité et... prise de poids. Votre médecin pourra faire doser votre taux sanguin d'hormones thyroïdiennes et hypophysaire (TSH) pour vérifier si vous n'êtes pas atteint(e) par cette maladie. Si vous êtes bel et bien sujet(te) à une hypothyroïdie, un traitement adapté mettra fin à ces désagréments et votre poids se normalisera.

La balance énergétique

Pour maigrir, c'est mathématique : il faut consommer moins que ce que vous brûlez. Dans un régime classique, on conseille de manger quotidiennement *500 calories de moins* que votre ration habituelle. Ce qui permet de perdre environ *deux kilos par mois*. Pour connaître votre ration habituelle et y soustraire vos 500 calories, il suffit de calculer ce que vous absorbez au quotidien. Par chance, il existe une formule toute faite pour calculer la balance énergétique d'un homme et d'une femme.

À RETENIR

✔ **Pour une *femme* :**

(11 x votre poids) + 1 250.

Soit pour une *femme* pesant 68 kilos :

(11 x 68) = 748 + 1 250 = 1 998.

Pour perdre deux kilos par mois, la femme devra consommer :

1 998 - 500 kcal = 1 498 kcal, au bas mot 1 500 kcal.

✔ **Soit pour un *homme* pesant 95 kilos :**

(16 x 95) = 1 520 + 1 350 = 2 870.

Pour perdre deux kilos par mois, l'homme devra consommer :

2 870 - 500 kcal = 2 370 kcal, au bas mot 2 300 kcal.

✔ **Bon à savoir : la perte d'un kilo de masse grasse correspond à la perte d'environ 8 000 kcal.**

Si vous souhaitez maigrir plus vite, et perdre quatre kilos par mois, il faut donc supprimer deux fois 500 calories par jour. Et pour préserver la masse maigre, au détriment de la masse grasse, il est indispensable de privilégier une alimentation riche en protéines. Le programme hyperprotéiné, qu'il soit cétosé à moins de 800 kcal ou non à 1200, 1 400 ou 1 600 kcal, est idéal pour vous débarrasser rapidement de vos vilains capitons.

Évaluez votre surpoids

Vous trouverez ici plusieurs méthodes pour évaluer votre poids idéal, c'est-à-dire le poids qui vous permettra, si vous le maintenez, de conserver un état de santé maximal. Un décalage peut parfois exister entre le poids considéré comme « normal » par un diététicien ou un médecin, et le poids dans lequel vous vous sentirez réellement bien dans votre peau. Au début de votre programme, il conviendra de déterminer avec votre praticien le poids que vous pourrez atteindre.

- **La notion de poids idéal**

Plus d'une Française sur deux n'est pas satisfaite de son poids. La plupart des insatisfaites s'estiment trop rondes ; un petit pourcentage se juge trop maigre. Pourtant, les deux tiers des Françaises ont un poids satisfaisant, médicalement parlant, pour leur âge. Mais voilà : la mode et les critères de beauté actuels n'encensent pas les rondeurs. Pour adhérer à leur époque, nombreuses sont les femmes qui descendent au-dessous du poids conseillé par les médecins.

Autre cas de figure : vos proches, la pression de la mode et des magazines vous incitent à perdre du poids. Pourtant, vous vous sentez bien telle que vous êtes, et selon votre médecin, votre surpoids ne vous fait encourir aucun risque.

- **À chacun son poids de forme**

La notion de poids idéal est, en fait, très personnelle. Certaines femmes de 1,65 m se sentiront belles à 68 kg, d'autres ne se supporteront pas à plus de 52 kg. En fait, chacun(e) sait d'instinct quel est son poids de forme, et les propos des proches ont peu d'influence sur cette opinion. Il s'agit généralement d'un poids qui est resté stable durant une longue période et dans lequel on se sentait bien. Pour déterminer votre poids idéal, fixez-vous un objectif raisonnable. Mais ne demandez pas l'impossible : on ne récupère pas à 40 ans le poids de ses 18 ans.

La nature de l'ossature y joue également un rôle. Selon que le sujet est menu ou bien charpenté, un écart de poids peut être toléré. Même chose pour les sportifs : à volume égal, la masse musculaire pèse plus lourd que la masse grasse.

• La formule de Lorentz

Elle met en relation la taille et le poids « idéal » en tenant compte du sexe de l'individu.

– Ainsi, pour les *femmes,* on applique la formule suivante :

poids idéal = taille en cm - 100 - (taille en cm - 150 : 2).

– Soit pour une femme mesurant 160 cm :

160 - 100 - (160 - 150 : 2) = 60 - 5 = 55 kg.

– Pour les *hommes,* il convient d'appliquer la formule suivante :

poids idéal = taille en cm - 100 - (taille en cm - 150 : 4).

– Soit pour un homme mesurant 174 cm :

174 - 100 - (174 - 150 : 4) = 74 - 6 = 68 kg.

Cette méthode est encore utilisée par certains médecins. Néanmoins, elle ne tient pas compte de l'âge du sujet, ni de la proportion de la masse grasse par rapport à la masse maigre.

Un sujet est considéré comme obèse s'il pèse plus de 120 % du poids obtenu grâce à cette formule.

• L'indice de masse corporelle (IMC)

C'est la formule la plus utilisée par les professionnels pour évaluer la corpulence. Elle consiste à diviser son poids (en kg) par sa taille (en mètres) au carré :

IMC = poids (en kg) : taille (en mètres)^2.

Reprenons l'exemple de notre femme mesurant 1,60 m. Si son poids est de 55 kg, son IMC sera de :

55 : 1,60 x 1,60 = 55 : 2,56 = 21,48.

Et pour l'homme mesurant 1,74 cm et pesant 68 kg :

68 : 1,74 x 1,74 = 68 : 3,02 = 22,51.

Il faut savoir que :

– si l'indice de masse corporelle est compris entre 18 et 25 kg au m^2, on considère le poids comme normal ;
– si l'IMC est inférieur à 18, le sujet est trop maigre ;
– s'il est supérieur à 25, le sujet est trop gros.

L'indice de masse corporelle des personnes âgées ne doit pas être trop bas à cause des risques de dénutrition.

Les résultats que vous obtiendrez grâce à ces formules vous donneront une idée de votre poids de forme. Mais chaque individu étant unique, ce poids peut être différent du résultat obtenu.

• **Masse maigre et masse grasse**

La masse dite « maigre » est constituée par l'ensemble des tissus musculaires du corps, mais également des organes, des viscères, du sang, du système circulatoire, lymphatique et nerveux.

La masse « grasse » fait office de réserves énergétiques, dans lesquelles l'organisme est censé puiser son énergie en cas de besoin.

Une partie de la masse grasse est située dans le tissu sous-cutané ; l'autre siège dans les tissus internes du corps, et peut s'avérer dangereuse si elle est présente en quantité trop importante. En effet, avoir le cœur ou le foie enrobé de graisse peut avoir une influence néfaste sur la santé. Le programme hyperprotéiné permet de perdre un maximum de tissu adipeux et un minimum de masse maigre, la masse noble du corps, à conserver absolument.

— Chapitre 2 —

ZOOM SUR LES PROTÉINES

Où les trouve-t-on ?

On trouve les protéines dans de nombreux aliments, d'origine animale : viande, poisson, coquillages et fruits de mer, œufs, charcuterie, lait et produits laitiers. Les céréales, le pain, les pâtes, les légumineuses, les féculents ainsi que certains légumes, fruits secs et oléagineux en contiennent également.

Mais attention : si les protéines sont les amies de la minceur, il faut savoir choisir les aliments qui en contiennent beaucoup, mais avec peu de lipides et de glucides. À savoir : les poissons maigres (cabillaud, lieu), les volailles (dinde, poulets dégraissés), la viande de bœuf dégraissée (steak à 5 % de matières grasses, bifteck, foie, hampe, onglet, tripes...), le jambon dégraissé, le blanc d'œuf... À condition également de les cuire sans matières grasses : à la poêle antiadhésive, en papillote, en cocotte antiadhésive, rôties... *Résultat : on ménage sa masse maigre et l'on perd du tissu adipeux.*

Les végétaux, contenant des protéines (comme le riz complet, le boulgour, le millet, les lentilles...), ont deux avantages : ils sont pauvres en matières grasses et riches en fibres alimentaires. Mais ces végétaux ont également deux inconvénients : ils contiennent beaucoup de glucides (même s'ils ont un index glycémique bas) et ne recèlent généralement pas les huit acides aminés essentiels, qui doivent être apportés obligatoirement par l'alimentation, l'organisme ne pouvant les synthétiser.

Autre source de protéines intéressantes : les sachets de

préparation hyperprotéinée, à diluer dans de l'eau et à consommer, crus ou cuits selon les variétés, pour obtenir un petit plat salé ou sucré. Faciles à cuisiner, ces sachets, à haute valeur biologique, sont parfaitement assimilables par l'organisme. Ils sont à consommer dans le cadre d'un programme hyperprotéiné avec cétose ou d'un programme hyperprotéiné sans cétose. Mais comment les choisir ? C'est simple. Afin d'obtenir un résultat durable et, surtout, de ne courir aucun risque de carence, il est indispensable de se faire suivre durant ce programme par son médecin. Lui seul sera à même de vous conseiller des produits fiables, ayant fait leurs preuves, et dont la composition aura été rigoureusement contrôlée. D'autre part, ces sachets contiennent peu de lipides et de micronutriments, la prescription d'une complémentation alimentaire est par conséquent indispensable. Grâce à ce suivi, le médecin pourra ainsi améliorer le programme selon le profil du patient.

À quoi servent-elles ?

Du grec *prôtos* (le premier), les protéines constituent, comme leur nom l'indique, la matière première indispensable au bon fonctionnement de l'organisme. En effet, elles sont à l'origine de l'armature du corps et jouent également un rôle important dans son immunité, son fonctionnement et sa maintenance. Ainsi, elles permettent de :

- fabriquer du muscle et de l'os ;
- d'entretenir les organes et les viscères ;
- constituer les hormones, les agents immunitaires, les enzymes...

Quant aux lipides et aux glucides, ils fournissent l'énergie de l'organisme. En cas de carence en protéines, l'organisme puise dans sa masse maigre pour en fabriquer. D'où l'intérêt de consommer suffisamment de protéines.

À RETENIR

- ✔ **Il est conseillé de consommer 1 g de protéines par jour et par kilo de masse corporelle.**
- ✔ **Il faut savoir que le corps est constitué de 70 % d'eau, de 15 % de lipides et de 15 % de protéines.**

Certains régimes comme ceux à base de fruits, ou même le jeûne, sont dangereux car, à l'instar de l'alimentation végétalienne, ils apportent difficilement les acides aminés indispensables.

Contrairement aux lipides et aux glucides, les protéines ne peuvent être stockées (les glucides sont stockés dans le foie et les lipides dans notre tissu adipeux). Le corps en élimine au quotidien 300 g : une partie est récupérée et transformée par l'organisme ; le reste doit être apporté par l'alimentation. Faute de quoi, l'organisme va puiser dans les structures protéiques du corps (muscles, organes...) ce qui n'est, bien sûr, pas souhaitable pour protéger cette masse noble.

Les programmes hyperprotéinés, qu'ils soient avec ou sans cétose, privilégient la consommation de protéines au détriment des lipides et des glucides. *Pourquoi ?* Tout simplement parce qu'une consommation de protéines permet de préserver la masse maigre du corps. De plus, les protéines ont un effet rassasiant : *on mincit sans avoir faim.* Autre avantage : ces nutriments augmentent la thermogenèse alimentaire : on brûle donc davantage de calories sans effort. Le fait de consommer des protéines pures « en sachets », plutôt que des protéines du marché (produits de consommation courante : viandes, poissons, produits de la mer, œufs, laitages maigres...) comprend de nombreux avantages, qui permet, dans la plupart des cas, de mener à bien son programme amincissant et de stabiliser son poids.

L'intérêt des protéines pures *versus* l'alimentation

La plupart d'entre vous se posent sans doute la question suivante : pourquoi donc privilégier la consommation de protéines pures en sachets, alors que des aliments du marché, riches en protéines, pourraient convenir dans le cadre du programme hyperprotéiné ?

À cette question, nous allons vous apporter plusieurs réponses. Les protéines pures en sachets :

– offrent une grande variété de saveurs goûteuses ;
– garantissent l'apport des 8 acides aminés essentiels ;
– sont rigoureusement contrôlées ;
– contiennent très peu de lipides et peu de glucides ;
– sont faciles d'utilisation ;
– permettent un début d'éducation nutritionnelle.

La variété des saveurs

Les protéines pures, en sachets, proposent une multitude de saveurs, sucrées ou salées : omelettes, galettes, soufflés, potages, entremets, mousses, milk-shakes, gâteaux... Un programme qui met l'eau à la bouche ! Impossible, par conséquent, de se lasser ou de renoncer. Les préparations, autrefois insipides, sont devenues gourmandes. Les repas sont bien plus variés que ceux pouvant être conçus avec les produits du marché, riches en protéines mais pauvres en lipides et en glucides : poissons maigres, blanc d'œuf, volaille dégraissée, laitages maigres... L'aspect répétitif d'une telle alimentation risquerait de mener à la lassitude et à l'échec.

L'apport des huit acides aminés essentiels

Le programme hyperprotéiné est apparu à la fin des années 1970. Il a été conçu par un universitaire, le Pr Blackburn. Au début de leur création, les préparations protéinées, élaborées à partir de gélatine, ne contenaient pas les huit acides aminés essentiels : il leur manquait le tryptophane. Le professeur découvrit ainsi, au cours de différentes études, que le cœur de sujets obèses ayant succombé à ce traitement était semblable à ceux de personnes décédées suite à une famine. Une conclusion s'imposait alors : les protéines apportées par l'alimentation n'apportaient pas les acides aminés essentiels pour renouveler les protéines du corps, ce qui avait entraîné carences et dénutrition.

Aujourd'hui, les protéines pures sont parfaitement contrôlées ; elles contiennent en quantité adéquate les huit acides aminés essentiels et ce genre de drame ne peut plus survenir. Si une complémentation alimentaire doit être faite, c'est en vitamines, sels minéraux et oligo-éléments : le médecin qui vous suivra lors de votre programme vous prescrira tous les compléments indispensables au maintien de votre forme.

Un contrôle rigoureux de la qualité des sachets

Les sachets sont fabriqués à partir de protéines de lait, de pois, d'œuf et de soja, ainsi que d'ingrédients rigoureusement contrôlés par les laboratoires des groupes les commercialisant. Contrairement aux idées reçues, les ingrédients entrant dans la composition des sachets sont pour la plupart naturels : légumes déshydratés, œufs, épices, herbes, aromates...

Les protéines qui les composent sont d'excellente qualité : leur indice chimique est supérieur à 100. Ainsi, tous les acides aminés essentiels sont apportés quotidiennement.

Les sachets contiennent très peu de lipides et peu de glucides

Autre avantage des protéines pures en sachets : leur taux de lipides et de glucides est très bas. Ce qui évite de pouvoir commettre la moindre erreur, mettant en péril la réussite du programme amincissant.

Attention toutefois à ne pas succomber à la tentation

de rajouter n'importe quel ingrédient aux préparations : si l'on autorise l'ajout d'un blanc d'œuf (constitué de protéines exclusivement) battu ou non, d'épices, d'aromates et d'herbes diverses (cannelle, muscade, curry, curcuma, paprika, persil, ciboulette, coriandre, menthe, ail, oignon, échalote...), d'arômes tels que l'eau de fleur d'oranger, quelques gouttes d'extrait naturel de vanille ou de concentré d'amandes amères, on interdit celui de beurre, crème, huile, sucre... qui ferait échouer le programme amincissant à coup sûr.

Les sachets sont pratiques

Rien de plus facile que de préparer son repas : il suffit d'ajouter la quantité d'eau indiquée, de remuer et de faire cuire, le cas échéant, dans une poêle, au four traditionnel ou au micro-ondes.

On peut emmener ces sachets partout : au travail, en voyage, en pique-nique, en camping et, même, chez des amis.

Les sachets sont sûrs : aucune possibilité de se tromper, les doses sont prêtes et parfaitement dosées pour apporter à l'organisme ce qui lui est nécessaire dans le cadre d'un programme hyperprotéiné. Il faut juste penser à absorber, en plus, certains compléments alimentaires afin de ne pas risquer de carence.

Les sachets permettent un début d'éducation nutritionnelle

Consommer des protéines pures en sachets n'est, bien sûr, pas une fin en soi. Ce programme alimentaire permet de mincir rapidement tout en préservant sa masse maigre, sans avoir à jongler avec les aliments du marché, dont on ne connaît pas toujours le pourcentage de lipides, glucides et protéines. Lorsqu'une perte de poids sensible a été obtenue, il est indispensable de réintroduire les protéines du marché, selon le protocole prescrit par le médecin. Le but du jeu étant, à long terme :

- de retrouver votre poids de forme ;
- de le conserver ;
- d'adopter une alimentation saine et équilibrée, tendant vers le modèle alimentaire crétois.

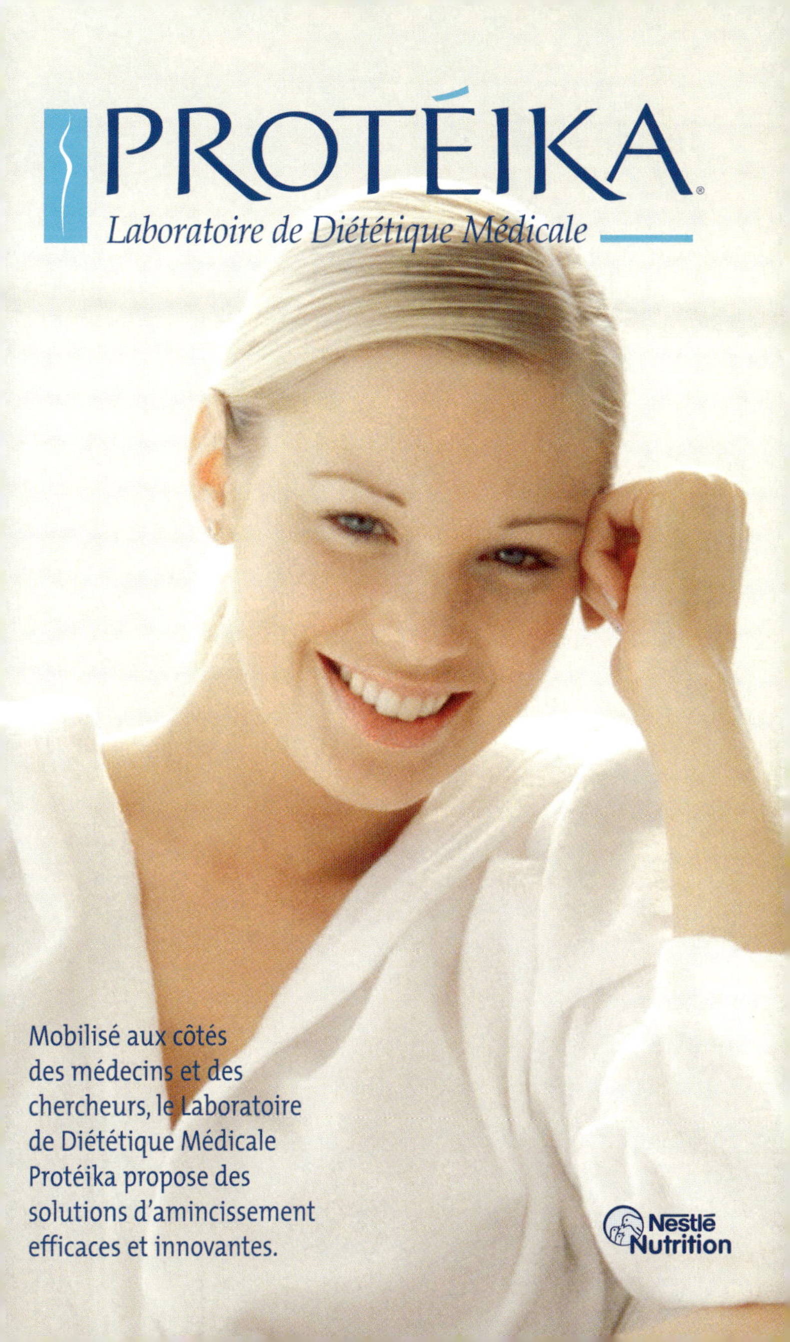
PROTÉIKA®
Laboratoire de Diététique Médicale
Mobilisé aux côtés des médecins et des chercheurs, le Laboratoire de Diététique Médicale Protéika propose des solutions d'amincissement efficaces et innovantes.
Nestlé Nutrition

Une approche minceur sérieuse et durable, sous suivi médical :

Établie spécifiquement pour chaque patient, la prise en charge prend en compte l'ensemble des paramètres qui permettent d'apporter une réponse adaptée et unique avec :

- L'évaluation du profil psycho-comportemental : les habitudes alimentaires, le mode de vie, l'environnement...
- La personnalisation des conseils nutritionnels : en fonction du profil et du métabolisme.
- L'incitation à une activité physique selon un programme individualisé : parce que bouger facilite la perte de poids, favorise le mieux-être et contribue à la « réconciliation » avec son image corporelle.
- Des formules nutritionnelles qualitatives et gustatives conçues pour la gestion du poids.

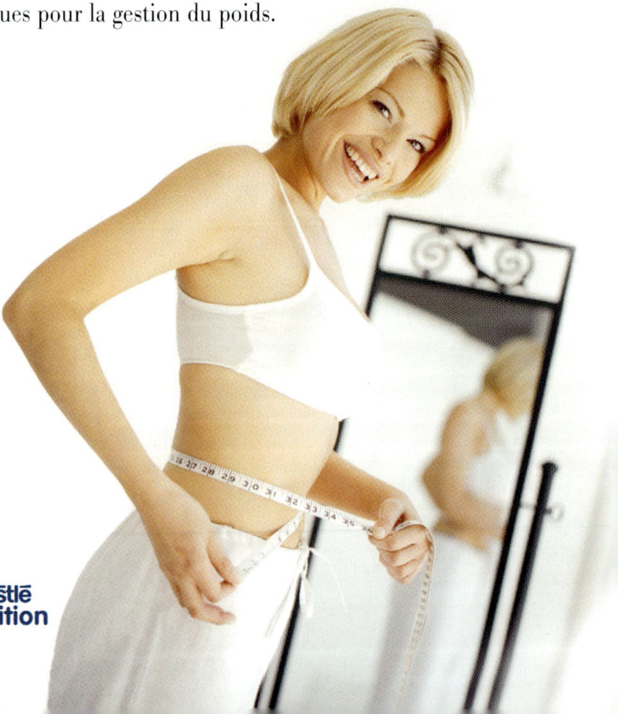

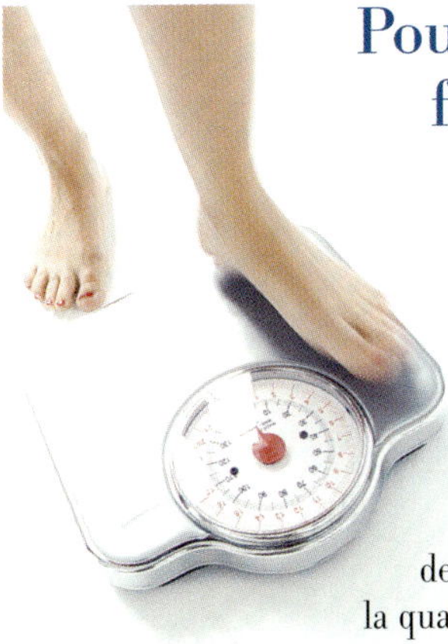

Pour ne pas être seul(e) face à sa balance :

Avec 19 centres de diététique en France et plus de quarante diététiciennes et conseillères en nutrition, le Laboratoire Protéika assure un relais attentif du programme établi par le médecin. Les conseils diététiques, les idées recettes légères, l'aide à la gestion des repas quotidiens ou plus festifs, la qualité d'écoute des diététiciennes constituent un accompagnement indispensable pour augmenter toutes les chances de succès et maintenir les résultats obtenus.

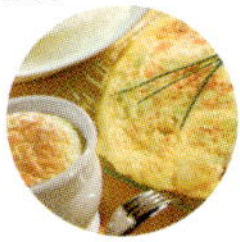

Conjuguer santé et bien-être avec des saveurs pour tous les goûts :

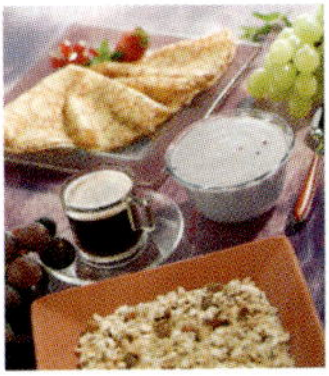

En partenariat avec les meilleurs industriels et laboratoires pharmaceutiques, le département Recherche et Développement de Protéika a conçu plus de 40 saveurs salées et sucrées avec la garantie d'un juste apport nutritionnel.

Variée tant au niveau du goût que de la texture, la gamme Protéika est originale et complète : boissons, crèmes, gâteaux, barres, omelettes, soufflés, potages, salades...

Elle évite ainsi la lassitude, épargne la masse musculaire, permet une fonte des tissus adipeux et le contrôle de l'appétit.

Les compléments nutritionnels Protéika apportent également les oligoéléments, les sels minéraux, les acides gras essentiels et les vitamines indispensables à la vitalité au quotidien.

Aujourd'hui, l'expertise du groupe Nestlé Nutrition vient s'ajouter à celle du Laboratoire Protéika

Nestlé Nutrition

— Chapitre 3 —

LES PROGRAMMES HYPOCALORIQUES PROTÉINÉS : DES MOYENS EFFICACES, RAPIDES ET SÉRIEUX

Parmi tous les régimes qui ont fait leurs preuves, l'un d'entre eux est particulièrement efficace, facile à suivre et varié. Il s'agit du programme hypocalorique protéiné, à effectuer impérativement sous surveillance médicale.

Le programme hypocalorique protéiné est une méthode de perte de poids particulièrement intéressante et ce, pour différentes raisons.

Il propose l'alternative suivante, selon votre profil :

- Le *programme hypocalorique protéiné avec cétose* vous sera prescrit si vous êtes sujet à une prise de poids récente, ou si vous devez maigrir rapidement pour des raisons médicales ou chirurgicales.
- Le *programme hypocalorique protéiné sans cétose* vous conviendra mieux si vous présentez une prise de poids ancienne ou des rechutes, des pathologies aggravées par le surpoids ou l'obésité, ou encore si votre médecin pense qu'une prise en charge progressive est recommandée dans votre cas.

Le programme hypocalorique protéiné avec cétose

Il s'agit d'un programme à très bas niveau calorique (moins de 800 kcal/jour environ), à mener exclusivement sous surveillance médicale, qui permet une perte rapide du tissu adipeux (environ 1,5 kg par semaine), tout en conservant la masse musculaire. De plus, on mincit sans avoir faim, et l'énergie physique ainsi que psychique est préservée... Le rêve !

Le phénomène de cétose : la clef de voûte du programme hypocalorique protéiné

Le programme hypocalorique protéiné utilise un phénomène naturel de l'organisme : la cétose, ou *réaction cétosée*. La cétose est un phénomène naturel qui consiste à transformer les graisses de réserve en glucides. Les cellules de l'organisme puisent leur énergie dans le glucose sanguin circulant. Les stocks glucidiques de l'organisme étant limités (150 g environ), lorsque ceux-ci sont épuisés et que l'apport journalier est insuffisant pour couvrir les besoins, le glucose circulant est produit à partir des acides gras présents dans les *adipocytes* (cellules graisseuses). Ce phénomène est à l'origine de la production de *corps cétoniques*. Ces corps cétoniques sont utilisés en petite quantité par le cerveau et les muscles : les excès doivent être éliminés majoritairement via les urines.

Le phénomène de cétose apparaît lorsque toutes les réserves en glycogène de l'organisme (environ 150 g) sont utilisées, soit au bout de 24 à 48 heures.

Cette cétose est mise en évidence par l'odeur particulière de l'haleine et la disparition de la sensation de faim.

Pour que perdure cette réaction cétosique, il ne faudra pas consommer plus de 80 g de glucides par jour. En revanche, il faudra veiller à consommer 50 g de glucides par jour (au maximum) afin de :

– limiter la diminution du métabolisme de base (et ainsi continuer à brûler des calories pour l'entretien du corps) ;
– augmenter la capacité physique ;
– favoriser la rétention du calcium, du magnésium et du zinc, indispensables à l'organisme ;
– inhiber l'excès d'acide urique dans le sang ;
– favoriser la synthèse protéique.

Les avantages de ce programme

– Perte de poids rapide, du fait du bas niveau calorique.
– Masse maigre préservée, au détriment de la masse grasse.
– Pas de sensation de faim, grâce à l'effet des corps cétoniques.
– Énergie conservée, en particulier psychique.

À qui s'adresse ce programme ?

Le programme hypocalorique protéiné avec cétose s'adresse à tout(e) patient(e) présentant une obésité ou un surpoids, c'est-à-dire dont l'indice de masse corporelle est supérieur à 25. Il est particulièrement indiqué aux sujets présentant une prise de poids récente, et est parfait lorsqu'il est nécessaire de perdre rapidement du poids, notamment en cas d'obligation médicale et/ou chirurgicale. Il doit être impérativement effectué sous contrôle médical.

Les contre-indications éventuelles

Il existe quelques contre-indications au programme hypocalorique protéiné avec cétose :

– un diabète de type 1, c'est-à-dire insulino-dépendant ;
– une insuffisance rénale ;
– une insuffisance cardiaque ;

- une insuffisance hépatique ;
- une arythmie complète ;
- un accident vasculaire cérébral, un infarctus du myocarde, datant de moins de six mois ;
- tous les traitements diurétiques ;
- une kaliémie non équilibrée ;
- une grossesse, un allaitement ;
- toutes les maladies néoplasiques évolutives ;
- des troubles psychiatriques graves ;
- une allergie aux constituants ;
- les enfants, les adolescents et les patients de plus de 65 ans (sauf si pour eux, un amaigrissement rapide est nécessaire en raison de maladies concomitantes).

Les précautions d'emploi

Ce type de régime ne fait courir aucun risque à ceux qui le suivent, sous surveillance médicale. Cependant, il présente quelques précautions d'emploi, à respecter absolument. En effet, il s'agit d'un régime carencé, qui nécessite une complémentation alimentaire obligatoire en micronutriments et vitamines. Toutefois, comme il n'existe pas de glucides essentiels (contrairement aux acides gras – une catégorie de lipides – essentiels), la carence en glucides n'est pas préjudiciable, bien au contraire.

La complémentation alimentaire

- Le faible taux de lipides contenu dans les sachets et dans les légumes autorisés nécessite l'apport de corps gras sous forme d'*huile végétale.* En effet, la consommation de corps gras au cours du repas entraîne un phénomène de vidange vésiculaire, qui évite la formation de calculs. La recommandation est donc de consommer, midi et soir, une cuillerée à soupe d'un mélange d'huile d'olive et de colza, soit deux cuillerées à soupe d'huile par jour.

– D'autre part, une complémentation en *potassium* est obligatoire afin d'éviter l'hypokaliémie, car l'alimentation n'apporte pas l'apport quotidien nécessaire en potassium. De plus, la cétose entraîne une fuite urinaire de potassium. En pratique, il faut prendre entre 2 et 5 g de potassium.
– De la même façon, il faut complémenter en *sodium,* à raison de 2 g par jour, soit 4 comprimés de sodium dosés à 500 mg, à répartir dans la journée.
– Du fait d'une consommation trop faible en *oméga-3,* la prise de gélules de complément (DAA, EPA) par jour est nécessaire.
– Cette prescription sera complétée par des *vitamines* et *minéraux.*
– Du *calcium* est aussi recommandé : 300 mg par jour, ainsi que du *magnésium,* qui ne sont pas apportés en quantité suffisante par l'alimentation.
– Enfin, on peut conseiller des *oligo-éléments,* type sérum hypertonique, de la spiruline, une algue bourrée de micronutriments d'excellente qualité.

Les effets secondaires et indésirables

Dans la mesure où la complémentation alimentaire a été bien prescrite et bien suivie, votre confort est respecté.

Les effets secondaires éventuels

• La mauvaise haleine

L'effet, peut-être le plus désagréable pour vous et votre entourage !, est la mauvaise haleine, caractéristique des programmes hyperprotéinés avec cétose. En effet, les corps cétoniques s'éliminent au niveau non seulement urinaire, mais également pulmonaire et, dans une moindre mesure, cutané. Cette mauvaise haleine se révèle donc physiologique et est un signe fiable de la présence de la cétose. Pensez à vous laver fréquemment les dents, à effectuer des bains de bouche mentholés ou encore à vous concocter de délicieuses infusions de menthe ou de thé à la menthe sans sucre !

• **Les maux de tête**

Cinq pour cent d'entre vous pourront se plaindre de céphalées (maux de tête) durant, en général, les deux premiers jours. Ces céphalées sont dues à l'élévation des taux sanguins en corps cétoniques. Elles ne sont pas dangereuses, et disparaissent spontanément. Elles peuvent être simplement soulagées par un peu de paracétamol.

• **Les troubles du transit intestinal**

Des troubles du transit, du type constipation, peuvent survenir dans certains cas. Il est alors conseillé d'augmenter votre ration de fibres alimentaires en consommant, dans la liste des légumes autorisés, ceux qui en contiennent le plus et de boire davantage d'eau. Un traitement symptomatique d'appoint peut également être proposé par votre médecin.

• **Les troubles menstruels**

Ils sont rares et transitoires. C'est pourquoi ces troubles ne doivent jamais être traités : ils se retrouvent dans toutes les pertes pondérales. Ils sont dus à la diminution de la synthèse d'œstrogènes par le tissu adipeux. Les ovaires devront alors prendre en charge ce déficit.

Les effets indésirables éventuels

Un programme hypocalorique protéiné avec cétose, bien suivi et bien complémenté, n'engendre pas d'effets indésirables. Toutefois, dans certains cas, il se peut qu'involontairement vous ne suiviez pas toujours les consignes de votre médecin. Certains effets indésirables peuvent alors apparaître :

– des *malaises* ou une *fatigue importante,* accompagnés

ou non de nausées, sont le signe d'une hypotension, résultat d'une déshydratation générée par la cétose. Veillez à prendre rigoureusement votre complémentation en sodium prescrite par votre médecin (2 g par jour), et à boire suffisamment (2 litres d'eau par jour au minimum) ;

– des *crampes musculaires* dues à une complémentation insuffisante soit en potassium, soit en calcium. Dans ce cas encore, il se peut que vous ayez fait l'impasse sur les complémentations prescrites par votre médecin ;

– l'*hyperuricémie* correspondant à un excès d'acide urique dans le sang. Elle survient souvent en début de programme hypocalorique protéiné, est physiologique et transitoire. Elle est due à la compétition d'élimination existant entre l'acide urique et les corps cétoniques au sein de l'organisme, au niveau du tubule rénal. Le taux d'acide urique se normalise spontanément au cours de la troisième semaine de programme hypocalorique protéiné avec cétose. Si les taux d'acides uriques en début de programme sont supérieurs à 10 mg/dl, votre médecin pourra vous prescrire de l'allopurinol.

Pourquoi une surveillance médicale ?

– Seul votre médecin pourra vous prescrire le programme qui vous convient.

– Un régime, quel qu'il soit, ne se fait pas à la légère. Il faut éviter les carences qui peuvent avoir de graves conséquences sur la santé.

– Vous rencontrerez régulièrement votre médecin afin qu'il surveille votre état général, qu'il corrige vos éventuelles erreurs et qu'il vous prescrive les complémentations alimentaires indispensables dans le cadre de ce programme carencé en micronutriments. Lors de la première consultation, votre médecin établira un bilan clinique, ainsi qu'un bilan complémentaire, si nécessaire, avec examens biologiques à la clé ; ensemble vous déterminerez l'objectif à atteindre. La deuxième consultation aura lieu une semaine plus tard ; puis vous le consulterez toutes les deux semaines, jusqu'à obtention de l'objectif. Suivra une période où vous consulterez votre médecin à raison d'une fois par mois, jusqu'à ce que vous ayez acquis toutes les grandes règles de l'équilibre diététique et que vous ayez maintenu votre poids.

- Le suivi est aussi psychologique : vous n'aurez pas le sentiment de faire ce travail tout seul et vous vous sentirez aidé et soutenu.
- Enfin, rencontrer régulièrement une diététicienne, en plus de votre médecin, vous permettra de préparer les autres phases du régime, d'oublier vos erreurs alimentaires et d'apprendre à vous nourrir de manière saine et équilibrée, pour rester mince et en bonne santé.

Le programme hypocalorique protéiné sans cétose

Basé sur le concept des propriétés des protéines, ce type de programme permet une perte de poids supérieure à celle enregistrée dans les régimes hypocaloriques standards. Il permet, de plus, une meilleure satiété. Il s'échelonne sur un nombre de semaines déterminé par le poids à perdre. On consomme aussi bien des sachets protéinés ou des barres hyperprotéinées que des aliments riches en protéines du marché (viande, poisson) mais aussi un peu de féculents, des fruits et un peu de matières grasses. L'objectif est de vous faire perdre 10 à 15 % de votre poids de départ, en moyenne 750 g par semaine, soit environ 3 kg par mois. Un relais à long terme par la phase d'entretien, sur la base du régime crétois, suivra cette période.

Pourquoi un régime hypocalorique protéiné sans cétose ?

Contrairement à un régime hypocalorique standard, le régime hypocalorique protéiné sans cétose apporte beaucoup plus de protéines (30 à 35 %), ce qui permet un maintien optimal de la masse maigre, et une meilleure satiété : on n'a pas faim.

De plus, ce programme permet de limiter l'apport en graisses cachées contenues dans les aliments protéiques comme la viande (rappelons qu'un steak contient environ 15 % de matières grasses, saturées pour la plupart). Ainsi, l'amaigrissement est bien meilleur.

Lors d'un régime hypocalorique standard, qui peut durer longtemps, vous pouvez vous trouver « en manque » de certains aliments, notamment de ceux ayant une saveur sucrée. La consommation de sachets va vous permettre de consommer des produits aux saveurs qui vous sont chères, mais qui sont pourtant interdites dans le cadre d'un régime hypocalorique classique : entremets, mousses au chocolat, milk-shake à la vanille, gâteaux, chocolat chaud, crêpes... et, en version salée, des galettes, de la mousseline de pommes de terre... On évite ainsi la monotonie, la lassitude, la frustration et le grignotage, qui sont souvent à l'origine des échecs des régimes hypocaloriques standard.

Les avantages de ce programme

- La masse musculaire est préservée.
- On se régale de saveurs « interdites » sans voir son régime échouer, puisque la frustration n'est pas au rendez-vous et que les protéines ont un effet « coupe-faim » naturel.
- Il est facile à suivre et efficace s'il est effectué sous contrôle médical.
- Il participe à votre éducation nutritionnelle et vous permettra, à long terme, d'apprendre à vous nourrir sainement et de manière équilibrée, sur le modèle crétois.

À qui s'adresse ce programme ?

Le régime hypocalorique protéiné sans cétose s'adresse à presque tous les patients. Il est particulièrement recommandé aux personnes :

- ayant une prise de poids ancienne ;
- étant l'objet de rechutes ;
- souffrant de pathologies aggravées de et par l'obésité ;
- ayant besoin d'une prise en charge sur le long terme (on a souvent envie de se sentir soutenu tout au long de son régime) ;
- ayant des contre-indications au programme hyperprotéiné avec cétose.

Les contre-indications éventuelles

Il existe quelques contre-indications au programme hypocalorique protéiné sans cétose :

- l'insuffisance rénale ;
- la grossesse ;
- les néoplasies en évolution ;
- les allergies à l'un des constituants.

Les précautions d'emploi

Toute personne qui considère avoir une alimentation « normale », normocalorique, ne couvre que 80 % de ses apports journaliers recommandés en vitamines et minéraux. Il est donc obligatoire, dans le cadre de ce programme, de prendre une complémentation en vitamines et micronutriments : vitamines, oméga-3, oligo-éléments, calcium et magnésium.

La complémentation alimentaire

La complémentation, prescrite par votre médecin, pourra être la suivante :

– comprimés multivitaminés : 2 gélules par jour ;
– oméga-3 : 2 capsules par jour ;
– oligo-éléments : 2 unidoses par jour ;
– calcium : 2 comprimés à 400 mg par jour ;
– magnésium : 2 comprimés à 150 mg par jour.

Combien de calories faut-il consommer quotidiennement ?

Vous déterminerez, avec votre médecin, en fonction de votre poids et de votre motivation, le niveau calorique à absorber au quotidien. En général, votre médecin vous proposera des journées à 1 200, 1 400 ou 1 600 kcal, toujours en privilégiant les protéines (30 à 35 % contre 15 % dans le cadre d'une alimentation équilibrée au long cours). Nous vous en dirons davantage dans le chapitre 4.

Durant la période de perte de poids, le niveau calorique que vous aurez choisi, lors de la première consultation avec votre médecin, sera maintenu. Cependant, une adaptation est possible : soit en diminuant le niveau calorique si vous en faites la demande ou si votre médecin considère que vous suivez parfaitement votre régime, soit en augmentant le niveau calorique si vous avez quelques difficultés à suivre votre programme.

Les effets secondaires et indésirables

Ce programme hypocalorique protéiné sans cétose ne comporte pas d'effets secondaires et indésirables. Il n'y a pas de cétose ni, par conséquent, de risque de mauvaise haleine, de sensation de faim, puisque les protéines ont un effet coupe-faim naturel, ni de frustration (les sachets présentant des saveurs de mets « interdits »).

Pourquoi une surveillance médicale ?

Une surveillance médicale est indispensable pour que ce programme soit mené à bien, sans carence. En outre, le fait de rencontrer votre médecin régulièrement vous permettra de pouvoir dialoguer avec lui des éventuelles difficultés que vous rencontrez lors de votre programme : votre praticien vous aidera à les surmonter.

Votre médecin effectuera un bilan clinique et, si nécessaire, un bilan complémentaire ; il recherchera également les éventuelles contre-indications.

Le syndrome compulsif

Peut-être avez-vous déjà éprouvé des compulsions alimentaires : faim irrépressible, envie de sucré, fringales impérieuses... Il se peut que ces compulsions soient liées à un déficit en un acide aminé essentiel, le *tryptophane,* précurseur de la sérotonine, une hormone que l'on pourrait qualifier « du bien-être ». Cette carence peut être comblée par l'ajout de sachets hyperprotéinés riches en tryptophane dans le cadre d'une alimentation équilibrée. *Résultat :* vos compulsions seront calmées par cet apport en tryptophane.

La sérotonine : un neuromédiateur essentiel

La sérotonine est le plus important et le plus facilement maîtrisable des neuromédiateurs agissant sur la satiété, la sensation de faim.

Pour que l'apport en tryptophane, précurseur de la sérotonine, soit suffisant, il doit être de 8 mg par kilo et par jour et de 6 % par rapport au taux d'acides aminés branchés.

Certains micronutriments sont indispensables à sa synthèse :
- le fer ;
- les vitamines : B_3, B_6 ;
- le calcium ;
- le magnésium.

La sérotonine comme précurseur de la synthèse de la mélatonine

La sérotonine est indispensable à la fabrication de la mélatonine, une hormone qui a un rôle très important dans différentes réactions de l'organisme :
- la mélatonine est indispensable dans la régulation du sommeil ;
- sa carence engendre des troubles de l'humeur ;
- elle joue un rôle dans la chronobiologie.

Les carences

Dans certains cas, une carence en sérotonine peut apparaître et devra être corrigée, notamment :
- à la suite de cures d'amincissement ;
- en ce qui concerne : les fumeurs, les buveurs et les personnes stressées ;
- lorsque les aliments sont trop cuits, et perdent ainsi une bonne part de leurs micronutriments.

Questionnaire

Avez-vous une carence en sérotonine ?

Le diagnostic de ces carences se fait à partir d'un simple questionnaire de huit questions, cotées de 0 à 3 :

– *0* : pas du tout
– *1* : un peu
– *2* : assez
– *3* : beaucoup

Questions

– Êtes-vous agressif ?
– Avez-vous une attirance pour le sucré ?
– Avez-vous des insomnies ?
– Avez-vous des difficultés à vous concentrer ?
– Avez-vous des sautes d'humeur ?
– Avez-vous d'autres dépendances : tabac, alcool, café ?
– Avez-vous fait des cures d'amaigrissement ?
– Avez-vous un syndrome prémenstruel ?

Résultats

Comptez vos points.

– *Un score entre 0 et 7* : ce score indique que vous présentez une carence nulle ou faible.
– *Un score entre 8 et 16* : il indique une carence moyenne ; votre médecin pourra vous prescrire une prise en charge d'une semaine.
– *Un score entre 16 et 24* : il indique une carence importante, qui se traduit habituellement par des attirances fortes pour le sucré et une agressivité. La prise en charge sera beaucoup plus longue : de quelques semaines à plusieurs mois.

Quel est l'intérêt d'une prise en charge ?

Cette prise en charge permet d'apporter du tryptophane en quantité suffisante pour :

– recharger durablement le cerveau en sérotonine. En effet, le stock de sérotonine ne s'épuise que très lentement. Contrairement aux antidépresseurs, qui inhibent la capture de la sérotonine, en empêchant sa fuite sans en restaurer le stock, l'apport en tryptophane permet de reconstituer les réserves en sérotonine ;

- avoir une action sur la faim et diminuer les addictions si vous êtes carencé ;
- améliorer les troubles du sommeil et de l'humeur ;
- réguler, par le biais de la mélatonine, les rythmes du corps.

Précautions à prendre

Pour obtenir de bons résultats, un certain nombre de conditions sont à respecter, à savoir :

- il faut éviter de prendre un repas protidique à moins de 3 heures après le sachet : si vous prenez un sachet à 16 heures, vous devrez attendre jusqu'à 19 heures pour prendre un repas protidique ;
- vous devrez de préférence consommer un fruit avec le sachet, le sucre améliore l'utilisation des acides aminés branchés et permet ainsi une meilleure disponibilité du tryptophane ;
- vous devrez privilégier le sachet de 16 heures, qui est le plus important pour cette synthèse, qui s'effectue vers 21 heures.

Ce qu'il faut savoir

✔ **Ce programme n'est pas destiné à faire perdre du poids, mais bien à faire remonter votre taux de sérotonine : c'est pourquoi nous n'évoquons pas ici le niveau calorique.**

À qui ce programme est-il destiné ?

Ce programme s'adresse, sur prescription médicale, à toutes les personnes carencées.

À savoir :

- celles qui ont prouvé, lors du test, leur carence en tryptophane ;
- avant ou après un programme à base de protéines pures en sachet, pour stabiliser et recharger ;
- dans le cas de prise en charge d'addictions : tabac, alcool ;
- pour stabiliser une perte de poids sur le long terme, à raison d'un demi ou d'un sachet à 16 heures sur plusieurs mois, voire plusieurs années, en accompagnement d'une alimentation alimentaire de type crétois.

Ce programme ne peut se faire que sur suivi médical ; seul votre médecin saura interpréter le questionnaire et vous prescrire la solution *ad hoc*.

— Chapitre 4 —

LES PROGRAMMES HYPOCALORIQUES PROTÉINÉS : MODE D'EMPLOI

Maintenant que vous maîtrisez la théorie, nous allons passer à la pratique : vous allez trouver dans ce chapitre tout ce que vous avez toujours voulu concrètement savoir sur les programmes hypocaloriques protéinés et leurs excellents résultats.

Le programme hypocalorique protéiné avec cétose

Petit récapitulatif

Le programme hypocalorique protéiné avec cétose est l'un des deux programmes sérieux et efficaces pour perdre rapidement de la masse grasse tout en préservant la masse noble du corps : la masse maigre (muscles, organes, viscères, os...).

Il s'agit, rappelons-le, d'un programme à niveau calorique inférieur à 800 kcal par jour. Appauvri en glucides, l'organisme puise dans ses réserves adipeuses pour produire le glucose indispensable à l'organisme. Ce phénomène est à l'origine de la production des corps cétoniques, qui sont utilisés en petites quantités par le cerveau et les muscles ; les excès doivent être éliminés principalement dans les urines.

Les corps cétoniques ont, de plus, deux effets intéressants dans le cadre d'un programme amincissant : ils sont satiétogènes et stimulants psychiques.

Voyons maintenant de façon concrète comment se déroule ce voyage au pays des corps cétoniques...

La consultation chez le médecin

La première démarche à accomplir est de vous rendre chez votre médecin pour une première consultation. Votre prise en charge sera basée sur quelques points incontournables : l'interrogatoire, l'examen clinique, l'objectif pondéral et le contrat.

L'interrogatoire

Il permettra à votre médecin de déterminer l'existence d'éventuelles contre-indications. Ainsi votre médecin vous interrogera sur :

- vos antécédents : diabète ; dyslipidémies... ;
- vos traitements ;
- vos habitudes : tabac, activités physiques... ;
- vos conditions de vie : sommeil, psychisme, environnement, bureau, maison...

Votre médecin mènera une enquête alimentaire qui lui permettra de vous orienter par des conseils appropriés.

L'examen clinique

Il permet de compléter l'interrogatoire : votre médecin recherchera l'existence d'éventuelles maladies : cardiovasculaires (HTA, athérome, infarctus, insuffisance veineuse...), respiratoires (hypoxémie, syndromes d'apnées du sommeil...), digestives (dyspepsie, hernies hiatales...), endocriniennes (surrénaliennes, stérilité, syndrome des ovaires polykystiques...), rhumatologiques (gonarthrose, goutte...) et de mesurer vos paramètres physiques : poids, taille, tension artérielle, tour de taille.

Votre médecin calculera également votre IMC.

POUR RAPPEL

✔ **Indice de masse corporelle = IMC = poids (en kg) : taille (en mètres)^2.**

> **Le bilan complémentaire (le cas échéant)**
>
> Il sera prescrit si nécessaire par votre médecin et comportera des examens biologiques : ionogramme, créatinémie, uricémie, et si besoin NFS, glycémie, bilan lipidique. En cas d'arythmie cardiaque et si vous avez plus de 40 ans, votre médecin pourra demander un ECG.

L'objectif pondéral

Cette étape est fondamentale, car elle permet de fixer un poids à atteindre. Peut-être serez-vous étonné que votre médecin soit moins exigeant que vous ! En effet, il se peut que vous idéalisiez le poids que vous souhaitez atteindre. Vous serez peut-être amené à négocier avec votre médecin pour vous fixer un objectif crédible. Ainsi, il vous incitera à maigrir jusqu'à ce que vous ayez obtenu un indice de masse corporelle (IMC) normal, soit de 18 à 25.

Vous consulterez votre médecin une semaine après le début du programme. Ensemble, vous ferez le point sur le vécu, les éventuels problèmes rencontrés et votre motivation.

Il contrôlera votre poids, votre périmètre abdominal et votre tension artérielle. Pour « booster » l'amincissement, il vous donnera des « devoirs » à faire : un exercice physique à réaliser (chez vous ou à l'extérieur). Même chose deux semaines plus tard. Votre médecin vous reverra ensuite une fois toutes les deux semaines, jusqu'à ce que vous ayez atteint votre objectif.

Le contrat

Le fait d'établir un contrat avec votre médecin renforcera votre détermination et vous permettra de concrétiser par écrit votre investissement, votre motivation et votre engagement envers vous-même.

Vous êtes responsable de votre perte de poids, et votre médecin est là pour vous aider et vous guider.

Dans ce but, l'explication de la diète protéinée avec cétose participe à votre prise en charge personnelle par votre médecin.

Déroulement du programme

Vous allez perdre du poids en toute sécurité grâce à la prescription de votre médecin, qui adapte à votre profil les quantités et la répartition des sachets, des compléments, des vitamines et des minéraux.

Ce programme se déroule en quatre phases :

- **phase 1 :** phase d'attaque, offrant une perte de poids rapide ;
- **phase 2 :** phase mitigée, durant laquelle la perte de poids est plus modérée ;
- **phase 3 :** phase d'éducation nutritionnelle, durant laquelle on réintroduit des aliments ;
- **phase 4 :** phase d'entretien, où l'on s'engage sur la voie de l'équilibre alimentaire de type crétois.

Supplémentation

Ce programme étant carencé, votre médecin vous aura prescrit des compléments alimentaires : potassium, sodium, calcium, magnésium, comprimés multivitaminés, et oméga-3. Ne les oubliez pas.

Phase 1 : la phase d'attaque

Il s'agit de la phase cétosique, où l'on ne mange que des sachets de préparations hyperprotéinées + les légumes autorisés + 2 cuillerées à soupe d'huile (mélange d'huile d'olive et de colza).

- **Les légumes autorisés**

Tableau 1. Liste des légumes autorisés[1].

Liste A **À volonté**	**Liste B** **200 g par jour, pesés crus**
Artichauts	Aubergines
Asperges	Choux de Bruxelles
Blettes	Chou rouge
Brocolis	Courges
Cardons	Haricots verts
Céleris (branche et rave)	Haricots beurre
Champignons	Navets
Chanterelles	Poireaux
Chou vert	Poivrons jaunes
Chou chinois	Salsifis
Chou-fleur	Tomates
Concombres	
Cornichons	
Courgettes	
Cresson	
Endives	
Épinards	
Fenouil	
Germes de soja	
Oseille	
Pâtissons	
Poivrons verts	
Pourpier	
Radis roses	
Salades sauf pissenlit	

1. *Source* : répertoire général des aliments, REGAL.

• **Quelle sera la durée de cette phase ?**

Comme pour la phase mitigée, la durée de la phase d'attaque dépend de l'objectif pondéral que vous vous serez initialement fixé. Ce n'est pas quelque chose de figé, tout dépend de la manière dont vous vivrez votre programme.

Prenons un exemple :

– vous êtes une femme ;
– vous avez une surcharge pondérale récente ;
– vous voulez perdre 10 kg ;
– vous mesurez 1,72 m pour 78 kg, ce qui vous donne un IMC de 26 ;
– vous voulez perdre 10 kg, ce qui fixerait votre IMC à 23.

Il faut savoir que 80 % du poids que vous souhaitez perdre doit être obtenu pendant les deux premières phases.

Ainsi, dans cet exemple : 10 kg (le poids que vous avez à perdre) x 80 % = 8 kg, vous devrez donc perdre 8 kg pendant les phases d'attaque et mitigée.

À raison d'une perte de poids d'environ 1,5 kg par semaine, les deux premières phases dureront :

8 : 1,5 kg = 5,3, soit environ 6 semaines.

La répartition initiale est donc la suivante :

– phase d'attaque : 4 semaines ;
– phase mitigée : 2 semaines.

Toutefois, si la frustration de ne manger que des sachets et des légumes aux principaux repas apparaît, la phase d'attaque peut être réduite par rapport à la phase mitigée. Ainsi, toujours dans notre exemple, on pourra abréger la phase d'attaque (3 semaines) pour passer à la phase mitigée qui elle, se prolongera (3 semaines, voire davantage si l'objectif n'a pas été atteint).

À RETENIR

✔ **Il faudra consommer au minimum quatre sachets de préparation hyperprotéinée par jour.**

- **Quelques conseils**

– Respectez le nombre minimal de sachets prescrits par votre médecin.
– Les collations sont très importantes.
– Une sensation de faim peut être ressentie pendant les 3 premiers jours, elle s'estompera ensuite et vous serez en pleine forme. Si cette sensation est trop forte, vous pouvez prendre (sauf avis contraire de votre médecin), un sachet supplémentaire sans retentissement sur votre perte de poids.
– *Veillez à ne prendre que les aliments qui sont indiqués et aucun autre.*
– Durant cette phase, les seuls aliments autorisés sont les légumes (cuits ou crus). Ceux de la liste A peuvent être consommés sans limitation de quantité, par contre ceux de la liste B ne doivent pas dépasser 200 g par jour. Le non-respect de ces indications compromet le résultat de votre programme. Il en est de même pour tout écart alimentaire en glucides (pain, vin, sucre, laitages même à 0 %...) si minime soit-il. Si vous éprouvez des difficultés à suivre votre programme personnalisé, n'hésitez pas à en parler à votre médecin.
– Les sachets se préparent dilués avec de l'eau exclusivement.
– Suivez scrupuleusement les conseils d'emploi mentionnés sur les boîtes.
– Pour éviter toute monotonie dans votre programme, n'hésitez pas à agrémenter vos légumes et vos sachets avec des condiments en poudre et des épices.
– En guise de collation, les sachets de boissons froides peuvent être dilués dans un demi-litre d'eau (favorise l'ingestion des 2 litres recommandés chaque jour).
– En ce qui concerne les *boissons* :
  - consommer 2 litres d'eau par jour (sans compter l'eau des sachets) ;

- pour les boissons chaudes : café, thé, tisane ;
- pour les boissons froides : eaux plates ou gazeuses, minérales, de source ou de ville ;
- *pas de boissons sucrées de type sodas, jus de fruits... ;*
- *pas de préparations instantanées contenant du sucre ou du lait.*

– En ce qui concerne les *assaisonnements* :
- À consommation limitée : huiles végétales (colza, olive 1re pression à froid, noix...) : 2 cuillerées à soupe par jour, soit 20 g : obligatoire !
- À volonté :
  – sel, vinaigre de vin (ou jus de citron, 1 cuillerée à soupe par jour), moutarde forte, poivre ;
  – condiments et épices : cumin, curry, safran, ail, oignon, échalote, cannelle, menthe, vanille...

Phase 2 : la phase mitigée

Durant cette phase, vous allez réintroduire les aliments riches en protéines : viandes, poissons, produits de la mer.

À RETENIR

✔ **Vous consommerez chaque jour trois sachets de préparation hyperprotéinée + 100 g de viande maigre ou équivalent, riche en protéines, pauvres en lipides et en glucides.**

✔ **L'un des deux repas principaux comportera 1 viande ou équivalent et l'autre, 1 sachet de préparation hyperprotéinée.**

Les équivalences pour choisir une viande maigre

- ***Bœuf*** (filet, faux-filet, rumsteck, tende de tranche, bavette, jarret, steak haché à 5 % de MG, bifteck, rosbif).
- ***Veau*** (escalope, jarret, filet).
- ***Charcuterie*** (tripes, filet de bacon, filet de porc, 2 tranches de jambon découenné dégraissé).
- ***Dinde/poulet*** (escalope, blanc, 2 tranches de « jambon », cuisse sans peau).
- ***Cheval, lapin.***
- ***Abats*** (cœur de bœuf, foie – d'agneau, de génisse, de veau, de volaille –, ris de veau, rognon – d'agneau, de porc, de veau).
- ***Poissons maigres*** (cabillaud, merlan, sole, lotte, baudroie, brochet, haddock fumé, raie, perche, morue, lieu noir).
- ***Poissons mi-gras*** (bar, carrelet, éperlan, espadon, flétan, truite, colin, limande, thon au naturel – blanc, rouge, germon –, merlu, mulet, rascasse, rouget, turbot).
- ***Crustacés*** et ***coquillages*** (langoustines, crevettes, moules, crabe, Saint-Jacques, huîtres, bigorneaux, bulots, calmars, palourdes, praires, écrevisses, homard, langouste, poulpe, seiche).
- ***2 œufs,*** *2 fois par semaine au maximum.*
- ***Produits laitiers à 0 % de MG*** (2 yaourts, 125 g de fromage blanc, 300 ml de lait (1 bol), *1 seule fois par jour.*

• **Quelques conseils**

- Respectez les quantités prescrites, le nombre de sachets et la prise des compléments. Demandez conseil à votre médecin avant toute initiative.
- L'absorption de tout aliment non autorisé à base de glucides (pain, vin, sucreries...) compromet le résultat du régime. Si vous éprouvez des difficultés à

suivre ce programme personnalisé, parlez-en à votre médecin.

– Si vous avez faim, vous pouvez consommer un sachet supplémentaire par jour.
– En ce qui concerne les *boissons* :
  • consommer 2 litres d'eau par jour (sans compter l'eau des sachets) ;
  • pour les boissons chaudes : café, thé, tisane ;
  • pour les boissons froides : eaux plates ou gazeuses, minérales, de source ou de ville ;
  • pas de boissons sucrées de type sodas, jus de fruits... ;
  • pas de préparations instantanées contenant du sucre ou du lait.
– En ce qui concerne les *assaisonnements* :
  • À consommation limitée : huiles végétales (colza, olive 1re pression à froid, noix...) : 2 cuillerées à soupe par jour, soit 20 g : obligatoire !
  • À volonté :
    – sel, vinaigre de vin (ou jus de citron, 1 cuillerée à soupe par jour), moutarde forte, poivre ;
    – condiments et épices : cumin, curry, safran, ail, oignon, échalote, cannelle, menthe, vanille...

Phase 3 : la phase d'éducation nutritionnelle

Elle a pour principale caractéristique la réintroduction des glucides au sein de l'alimentation quotidienne (féculents, fruits, laitages...). Les glucides doivent avoir un index glycémique bas (*cf.* tableau page 13).

La durée de cette phase est la somme des durées de la phase d'attaque + la phase mitigée.

Si la phase d'attaque dure quatre semaines et la phase mitigée deux semaines, alors la phase d'éducation nutritionnelle sera de six semaines (4 + 2 = 6).

L'un des deux repas principaux comportera une viande maigre ou équivalent et l'autre un sachet de préparation hyperprotéinée.

À RETENIR

- ✔ **Vous allez apprendre à vous nourrir de manière équilibrée et saine, tout en continuant à perdre du poids.**
- ✔ **Les équivalences concernant les viandes sont les mêmes que dans la phase précédente.**

• **Quelques conseils**

– Si vous avez faim, vous pouvez consommer un sachet supplémentaire par jour.

– Comme dans le régime crétois, privilégiez les matières grasses non saturées : huile d'olive et de colza.

– En ce qui concerne les *boissons* :
  - consommer 2 litres d'eau par jour (sans compter l'eau des sachets) ;
  - pour les boissons chaudes : café, thé, tisane ;
  - pour les boissons froides : eaux plates ou gazeuses, minérales, de source ou de ville ;
  - pas de boissons sucrées de type sodas, jus de fruits... ;
  - pas de préparations instantanées contenant du sucre ou du lait.

– *Légumes autorisés* : artichauts, asperges, aubergines, blettes, brocolis, cardons, céleris (branche et rave), champignons, chanterelles, chou-fleur, choux (vert, rouge, de Bruxelles, chinois), concombres, cornichons, courges, courgettes, cresson, endives, épinards, fenouil, germes de soja, haricots (verts, beurre), navets, oseille, pâtissons, poireaux, poivrons (verts, jaunes), pourpier, radis roses, salades (sauf pissenlits), salsifis, tomates.

Petit résumé des équivalences[1]

– ***1 produit laitier demi-écrémé***
- 1 yaourt nature.
- 100 g de fromage blanc à 20 % (1 petit pot).
- 60 g de petits suisses à 20 % (2 petits pots).
- 150 ml de lait demi-écrémé (1 verre).

– ***10 g de matières grasses***
- 10 g d'huile (1 cuillerée à soupe).
- 10 g de margarine à l'huile d'olive.
- 2 cuillerées à soupe de crème fraîche à 30 %.

– ***30 g de pain***
- Environ 1/6 de baguette tradition.
- 2 biscottes ou dérivés au blé complet.
- 20 g de céréales type flocons d'avoine, au son.
- 1 tranche de pain aux céréales, au son d'avoine, de seigle complet, intégral.

– ***150 g de féculents (complets) cuits* al dente**
- 6 cuillerées à soupes de blé, *pâtes*[2], *vermicelles,* riz, fèves, quinoa.
- 6 cuillerées à soupes de légumes secs : *lentilles, pois* (secs, *chiches*, *cassés*), flageolets, *haricots blancs* et *rouges.*
- 3 pommes de terre de la taille d'un œuf.
- 5 cuillerées à soupe de purée.
- 9 cuillerées à soupe de : *petits pois, maïs,* millet, semoule, *boulgour.*
- 150 g de topinambours.

1. *Source* : ALFEDIAM (Association de langue française pour l'étude du diabète et des maladies métaboliques), la référence pour les aliments à index glycémique bas.

2. *Remarque* : privilégiez les aliments à index glycémique bas indiqués ici en italique.

Tableau 2. Fruits autorisés (quantité : unité ou grammes).

Pamplemousse	1/2
Pomme, poire, orange, pêche, petite grappe de raisin	1
Kiwis	2
Prunes	4
Cerises	100 g

Phase 4 : la phase d'entretien

C'est la phase d'équilibre alimentaire qui suit les recommandations du Plan National Nutrition Santé et qui est proche du régime crétois, dont on connaît tous les bienfaits.

Cette phase devra avoir une durée d'environ un mois par kilo perdu, soit, pour reprendre l'exemple de cette femme ayant perdu 10 kg en phase 1, 10 mois.

Selon votre poids, vous adopterez soit le programme à 1 600 kcal, soit celui à 1 900 kcal. On considère généralement que les femmes suivent le programme à 1 600 kcal et les hommes celui à 1 900 kcal.

À SAVOIR

✔ Vous allez consommer plus de féculents et de fruits (au moins 1 à chaque repas). Tous les légumes sont à présent autorisés, en particulier : les carottes, les cœurs de palmier, les oignons, le potiron, le potimarron...

Petit résumé des équivalences[1]

***250 g de féculents (complets) cuits* al dente**

- 10 cuillerées à soupe de blé, *pâtes*[2], *vermicelles,* riz, fèves, quinoa ;
- 10 cuillerées à soupe de légumes secs : *lentilles, pois* (secs, *chiches, cassés*), flageolets, *haricots blancs* et *rouges* ;
- 5 pommes de terre de la taille d'un œuf ;
- 7 cuillerées à soupe de purée ;
- 15 cuillerées à soupe de petits pois, maïs, millet, semoule, boulgour ;
- 250 g de topinambours.

1. Source : ALFEDIAM (Association de langue française pour l'étude du diabète et des maladies métaboliques), la référence pour les aliments à index glycémique bas.
2. Remarque : privilégiez les aliments à index glycémique bas indiqués ici en italique.

Tableau 3. Fruits autorisés (quantité : unité ou grammes)[1]**.**

Pamplemousse[2], mangue	1/2
Pomme, poire, orange, pêche, nectarine, figue fraîche, petite banane, *petite grappe de raisin*	1
Kiwis, coings	2
Gros abricots, clémentines, mandarines	3
Prunes, tranches d'ananas au naturel	4
Ananas frais	1/4
Cerises, litchis (une poignée)	100 g
Myrtilles, mirabelles, goyaves	150 g
Melon, cassis, fruit de la passion, papaye	200 g
Fraises, framboises	250 g
Pastèque, mûres, groseilles, rhubarbe	300 g

1. Source : ALFEDIAM (Association de langue française pour l'étude du diabète et des maladies métaboliques), la référence pour les aliments à index glycémique bas.
2. Remarque : privilégiez les aliments à index glycémiques bas indiqués ici en italique.

Le programme hypocalorique protéiné sans cétose

Petit récapitulatif

Il est hypocalorique, et riche en protéines, ce qui permet d'éprouver un bon sentiment de satiété et de conserver sa masse maigre. Il est conseillé aux personnes qui sont sujettes aux prises de poids anciennes ou aux rechutes et doit être effectué sous contrôle médical. Il comprend deux phases :

– la *phase niveau calorique* pour une perte de poids ;
– la *phase d'entretien,* d'un niveau calorique plus élevé que durant la première phase.

La consultation chez le médecin

La première démarche à accomplir est de vous rendre chez votre médecin pour une première consultation. Votre prise en charge sera basée sur quelques points incontournables : l'interrogatoire, l'examen clinique, l'objectif pondéral et le contrat.

L'interrogatoire

Il permettra à votre médecin de déterminer l'existence d'éventuelles contre-indications. Ainsi votre médecin vous interrogera sur :

– vos antécédents : diabète ; dyslipidémies... ;
– vos traitements ;
– vos habitudes : tabac, activités physiques... ;
– vos conditions de vie : sommeil, psychisme, environnement, bureau, maison...

Votre médecin mènera une enquête alimentaire qui lui permettra de vous orienter par des conseils appropriés.

L'examen clinique

Il permet de compléter l'interrogatoire : votre médecin recherchera l'existence d'éventuelles maladies : cardio-vasculaires (HTA, athérome, infarctus, insuffisance veineuse...), respiratoires (hypoxémie, syndromes d'apnées du sommeil...), digestives (dyspepsie, hernies hiatales...), endocriniennes (surrénaliennes, stérilité, syndrome des ovaires polykystiques...), rhumatologiques (gonarthrose, goutte...) et de mesurer vos paramètres physiques : poids, taille, tension artérielle, tour de taille.

Votre médecin calculera également votre IMC.

POUR RAPPEL

✔ **Indice de masse corporelle = IMC = poids (en kg) : taille (en mètres)^2.**

Le bilan complémentaire (le cas échéant)

Il sera prescrit si nécessaire par votre médecin et comportera des examens biologiques : ionogramme, créatinémie, uricémie, et si besoin NFS, glycémie, bilan lipidique. En cas d'arythmie cardiaque et si vous avez plus de 40 ans, votre médecin pourra demander un ECG.

L'objectif pondéral

Avec votre médecin, vous fixerez un objectif raisonnable. Le poids à atteindre ne doit pas être un fantasme inaccessible, mais un but que vous saurez atteindre. Votre médecin vous conseillera généralement de recouvrer un IMC normal (entre 18 et 25).

Vous consulterez votre médecin une semaine après le début du programme. Ensemble, vous ferez le point sur le vécu, les éventuels problèmes rencontrés, votre motivation.

Il contrôlera votre poids, votre périmètre abdominal et votre tension artérielle. Pour « booster » l'amincissement, il vous donnera des « devoirs » à faire : un exercice physique à réaliser (chez vous ou à l'extérieur). Même chose deux semaines plus tard. Votre médecin vous reverra ensuite une fois toutes les deux semaines, jusqu'à ce que vous ayez atteint votre objectif.

Imaginons que vous mesuriez 1,70 m pour un poids de 83 kg et un tour de taille de 100 cm. Vous présentez donc un IMC de 29. Pour recouvrer un IMC de 25, vous devrez perdre 10 kg. Votre médecin pourra préconiser un niveau calorique de 1 400 kcal, voire 1 200 kcal en fonction de votre motivation et de vos paramètres physiques.

Le contrat

L'intérêt d'établir un contrat avec votre médecin renforcera votre détermination et vous permettra de concrétiser par écrit votre investissement, votre motivation et votre engagement envers vous-même.

Vous êtes responsable de votre perte de poids, et votre médecin est là pour vous aider et vous guider.

Dans ce but, l'explication du programme hypocalorique protéiné sans cétose coût participe à votre prise en charge personnelle par votre médecin.

Déroulement du programme : les deux phases du programme hypocalorique protéiné sans cétose

La phase niveau calorique

Cette phase de perte de poids est choisie en fonction de votre poids et de votre motivation.

- Jusqu'à 80 kg : on préconise généralement un niveau calorique à 1 200 kcal.
- De 80 à 100 kg : le niveau calorique à 1 400 kcal est généralement indiqué
- Au-delà de 100 kg : votre médecin vous prescrira le niveau calorique à 1 600 kcal.

Ainsi si vous êtes très motivé et que vous pesez plus de 100 kg, votre médecin pourra vous indiquer un programme à 1 400 kcal, voire 1 200 kcal. Plus le niveau calorique est bas, plus la perte de poids est importante.

Lorsque votre objectif en termes de perte de poids aura été atteint, vous rentrerez dans la phase d'équilibre alimentaire, pour une durée d'un mois environ par kilo perdu. Cette phase d'entretien sera d'un niveau supérieur à la précédente : par exemple, si vous aviez un niveau calorique de 1 200 kcal, vous passerez à 1 600 ; si vous étiez à 1 600, vous suivrez un programme à 1 900 kcal...

Importance de la supplémentation

Vous veillerez à ne pas faire l'impasse sur la complémentation alimentaire prescrite par votre médecin ; en effet, il faut savoir qu'une personne suivant un programme alimentaire normocalorique ne couvre que 80 % des apports journaliers recommandés en vitamines et minéraux (*cf.* chapitre 1). On peut en déduire qu'en période de programme hypocalorique, il est encore plus indispensable de faire appel à une complémentation : multivitamines, oméga-3, oligo-éléments, calcium, magnésium.

Changement de programme...

Durant la période de perte de poids, le niveau calorique choisi au départ sera maintenu. Cependant, une adaptation est possible, soit en diminuant le niveau calorique, si vous en faites la demande auprès de votre médecin, que vous adhérez parfaitement à votre programme et que vous êtres très motivé, soit en l'augmentant si vous éprouvez des difficultés à suivre votre programme.

La phase de niveau calorique

Rappelons qu'elle est choisie en fonction de votre poids et de votre motivation.

À SAVOIR

✔ **Dans la phase de niveau calorique à 1 200 kcal, vous consommez 3 à 4 sachets par jour et des légumes conformément à l'encadré ci-dessous.**

Légumes autorisés

Artichauts, asperges, aubergines, blettes, brocolis, cardons, céleris (branche et rave), champignons, chanterelles, chou-fleur, choux (vert, rouge, de Bruxelles, chinois), concombres, cornichons, courges, courgettes, cresson, endives, épinards, fenouil, germes de soja, haricots (verts et beurre), navets, oseille, pâtissons, poireaux, poivrons (verts et jaunes), pourpier, radis roses, salades (sauf pissenlits), salsifis, tomates.

Si vous n'êtes pas rassasié, vous pouvez consommer un sachet supplémentaire par jour.

Voici quelques idées d'équivalence pour éviter la monotonie :

- **Un produit laitier à 0 % de MG**
  - 1 yaourt nature maigre ;
  - 100 g de fromage blanc à 0 % (1 petit pot) ;
  - 60 g de petits suisses à 0 % (2 petits pots) ;
  - 150 ml de lait écrémé (1 verre).
- **Une viande maigre**
  - *Bœuf* : filet, faux-filet, rumsteck, tende de tranche, bavette, jarret, steak haché à 5 % de MG, bifteck, rosbif.
  - *Veau* : escalope, jarret, filet.
  - *Charcuterie* : tripes, filet de bacon, filet de porc, 2 tranches de jambon découenné dégraissé.
  - *Dinde, poulet* : escalope, blanc de poulet, 2 tranches de « jambon », cuisse sans peau.
  - *Cheval, lapin.*
  - *Abats :* cœur de bœuf, foie (d'agneau, de génisse,

de veau, de volaille), ris de veau, rognon (d'agneau, de porc, de veau).

- *Poissons maigres* : cabillaud, merlan, sole, lotte, baudroie, brochet, haddock fumé, raie, perche, morue, lieu noir.
- *Poissons mi-gras* : bar, carrelet, éperlan, espadon, flétan, truite, colin, limande, thon au naturel (blanc, rouge, germon), merlu, mulet, rascasse, rouget, turbot.
- *Crustacés et coquillages* : langoustines, crevettes, moules, crabe, Saint-Jacques, huîtres, bigorneaux, bulots, calmars, palourdes, praires, écrevisses, homard, langouste, poulpe, seiche.
- *Deux œufs, 2 fois par semaine au maximum.*

– **10 g de matières grasses**
- 10 g d'huile (1 cuillerée à soupe).
- 10 g de margarine à l'huile d'olive.
- 2 cuillerées à soupe de crème fraîche à 30 %.

Comme dans le régime crétois, privilégiez les matières grasses non saturées : huile d'olive et de colza.

Quelques équivalences d'aliments glucidiques

Pour être sûr de ne pas vous tromper, voici des équivalences pour 30 g de pain :

✔ environ 1/6 de baguette tradition ;
✔ 2 biscottes ou dérivés au blé complet ;
✔ 20 g de céréales type flocons d'avoine, au son ;
✔ 1 tranche de pain aux céréales, au son d'avoine, de seigle complet, intégral.

Tableau 4. Fruits autorisés (quantité : unité ou grammes)[1].

Pamplemousse	1/2
Pomme, poire, orange, pêche, petite grappe de raisin[2]	1
Kiwis	2
Prunes	4
Cerises	100 g

1. Source : ALFEDIAM (Association de langue française pour l'étude du diabète et des maladies métaboliques), la référence pour les aliments à index glycémique bas.
2. Remarque : privilégiez les aliments à index glycémique bas indiqués ici en italique.

À RETENIR

✔ Les phases de niveau calorique à 1 400 kcal et 1 600 kcal autorisent plus de pain et introduisent les féculents.

Si vous avez faim, vous pouvez également consommer un sachet supplémentaire par jour.

Quelques équivalences de féculents pour ces niveaux[1]

- 150 g de féculents (complets) cuits *al dente.*
- 6 cuillerées à soupes de : blé, *pâtes*[2], *vermicelles,* riz, fèves, quinoa ;
- 6 cuillerées à soupes de légumes secs : *lentilles, pois* (secs, *chiches, cassés*), flageolets, *haricots blancs* et *rouges ;*
- 3 pommes de terre de la taille d'un œuf ;
- 5 cuillerées à soupe de purée ;
- 9 cuillerées à soupe de : *petits pois, maïs,* millet, semoule, *boulgour* ;
- 150 g de topinambours.

1. Source : ALFEDIAM (Association de langue française pour l'étude du diabète et des maladies métaboliques), la référence pour les aliments à index glycémique bas.
2. Remarque : privilégiez les aliments à index glycémique bas indiqués ici en italique.

La phase d'équilibre alimentaire

La première phase est terminée, et vous avez déjà perdu du poids. Vous allez le stabiliser voire continuer à mincir en suivant cette phase d'entretien, à 1 600 ou 1 900 kcal selon votre poids et votre motivation.

Exemple de répartition alimentaire au cours de la phase d'entretien à 1 600 kcal par jour.

- **Petit déjeuner**
  - Thé (vert de préférence) ou café, sans sucre ou édulcoré à l'aspartame si vous le souhaitez.
  - 90 g de pain ou équivalent tartiné, avec de la matière grasse végétale (5 g).
  - 1 produit laitier écrémé.
  - 1 fruit.

- **Déjeuner**
  - Crudités assaisonnées avec 15 g d'huile (1,5 cuillerée à soupe).
  - Viande ou équivalent (100 g).
  - Légumes cuits.
  - 30 g de pain ou équivalent.
  - 30 g de fromage.
  - 1 fruit.

- **Collation**

Un sachet de préparation hyperprotéinée de votre choix.

- **Dîner**
  - Crudités assaisonnées avec 10 g d'huile.
  - Légumes cuits.
  - 250 g de féculents cuits.
  - 1 produit laitier écrémé.
  - 1 fruit.

- **Boisson**

1,5 à 2 litres d'eau par jour.

À RETENIR

✔ **Si vous avez faim, vous pouvez consommer un sachet supplémentaire par jour.**

Légumes autorisés

Artichauts, asperges, aubergines, betteraves, blettes, brocolis, cardons, carottes, céleris (branche et rave), champignons, chanterelles, chou-fleur, choux (vert, rouge, de Bruxelles, chinois), cœurs de palmier, concombres, cornichons, courges, courgettes, cresson, endives, épinards, fenouil, germes de soja, haricots (verts, beurre), navets, oignons, oseille, pâtissons, pissenlits, poireaux, poivrons (vert, jaune, rouge), pourpier, potimarron, potiron, radis roses, salades, salsifis, tomates...

Rappelez-vous les équivalences

– **Un produit laitier écrémé**
  - 1 yaourt nature.
  - 100 g de fromage blanc à 20 % (1 petit pot).
  - 60 g de petits suisses à 20 % (2 petits pots).
  - 150 ml de lait écrémé (1 verre).

– **Une viande**
  - *Bœuf* : filet, faux-filet, rumsteck, tende de tranche, bavette, jarret, steak haché à 5 % de MG, bifteck, rosbif, *1 fois par semaine au maximum.*
  - *Veau* : escalope, jarret, filet.
  - *Charcuterie* : tripes, filet de bacon, filet de porc, 2 tranches de jambon découenné dégraissé, *occasionnellement sauf le jambon dégraissé.*
  - *Dinde, poulet* : escalope, blanc de poulet, 2 tranches de « jambon », cuisse sans peau.

- *Cheval, lapin.*
- *Abats* : cœur de bœuf, foie (d'agneau de génisse, de veau, de volaille), ris de veau, rognon (d'agneau, de porc, de veau), *1 fois tous les 15 jours.*
- *Escargots et grenouilles « maison ».*
- *Poissons maigres* : cabillaud, merlan, sole, lotte, baudroie, brochet, haddock fumé, raie, perche, morue, lieu noir.
- *Poissons mi-gras* : bar, carrelet, éperlan, espadon, flétan, truite, colin, limande, thon au naturel (blanc, rouge, germon), merlu, mulet, rascasse, rouget, turbot.
- *Crustacés et coquillages* : langoustines, crevettes, moules, crabe, Saint-Jacques, huîtres, bigorneaux, bulots, calmars, palourdes, praires, écrevisses, homard, langouste, poulpe, seiche, *2 à 3 fois par semaine.*
- *Poissons gras* : anchois, anguille, carpe, caviar, hareng, maquereau, roussette, sardine, saumon, thon, *1 à 2 fois par semaine.*
- *2 œufs, 2 fois par semaine au maximum.*

– **10 g de matières grasses**
- 10 g d'huile (1 cuillerée à soupe).
- 10 g de margarine à l'huile d'olive.
- 2 cuillerées à soupe de crème fraîche à 30 %.

Comme dans le régime crétois, privilégiez les matières grasses non saturées : huile d'olive et de colza.

– **30 g de pain**
- Environ 1/6 de baguette tradition.
- 2 biscottes ou dérivés au blé complet.
- 20 g de céréales type *flocons d'avoine, au son*.
- 1 tranche de *pain aux céréales, au son d'avoine, de seigle complet, intégral.*

– **250 g de féculents (complets) cuits *al dente* :**
- 10 cuillerées à soupe de : blé, *pâtes, vermicelles,* riz, fèves, quinoa.

- 10 cuillerées à soupe de légumes secs : *lentilles, pois* (secs, *chiches, cassés*), flageolets, *haricots blancs* et *rouges*.
- 5 pommes de terre de la taille d'un œuf.
- 7 cuillerées à soupe de purée.
- 15 cuillerées à soupe de : *petits pois*, *maïs*, millet, semoule, *boulgour*.
- 250 g de topinambours.

Tableau 5. Fruits autorisés (quantité : unité ou grammes)[1].

Pamplemousse[2], mangue	1/2
Pomme, poire, orange, pêche, nectarine, figue fraîche, petite banane, *petite grappe de raisin*	1
Kiwis, coings	2
Gros abricots, clémentines, mandarines	3
Prunes, tranches d'ananas au naturel	4
Ananas frais	1/4
Cerises, litchis (une poignée)	100 g
Myrtilles, mirabelles, goyaves	150 g
Melon, cassis, fruit de la passion, papaye	200 g
Fraises, framboises	250 g
Pastèque, mûres, groseilles, rhubarbe	300 g

1. Source : ALFEDIAM (Association de langue française pour l'étude du diabète et des maladies métaboliques), la référence pour les aliments à index glycémique bas.

2. Remarque : privilégiez les aliments à index glycémique bas indiqués ici en italique.

— Chapitre 5 —

LES RÉSULTATS DE CES PROGRAMMES EFFICACES

Tout ce qui va vous faire réussir

Suivre un programme hypocalorique protéiné est un travail de longue haleine, que vous allez effectuer sérieusement, à la force de votre volonté. Comme nous vous l'avons expliqué précédemment, les sachets de préparation hyperprotéinées ont de multiples avantages : tout d'abord, ils calment bien la faim, ce qui est très important pour ne pas « craquer » ! Ensuite, ils permettent de préserver votre masse musculaire : vous perdrez du tissu adipeux, mais conserverez vos précieux muscles. Enfin, ils proposent une multitude de saveurs, sucrées ou salées, à décliner à l'infini...

L'accompagnement par votre médecin

Pour vous donner toutes les chances de réussite, votre médecin est votre meilleur allié. En effet, les programmes hypocaloriques protéinés sont des régimes amincissants sérieux et efficaces... dans la mesure où ils sont effectués sous contrôle médical. Pourquoi ? Tout simplement parce que seul votre médecin vous indiquera le programme exactement adapté à votre profil, à votre poids, à l'objectif que vous souhaitez atteindre et à votre motivation. Il effectuera un bilan clinique et biologique si nécessaire, visant à mettre en évidence le fait que vous êtes en bonne santé et que vous ne présentez pas de contre-indication. Lui seul pourra vous prescrire la complémentation alimentaire qui couvrira les carences, corollaire de ces programmes.

Outre ces paramètres purement médicaux, vous apprécierez de pouvoir dialoguer avec votre médecin, de pouvoir trouver une écoute, un échange et une empathie qui vous permettront de renforcer votre motivation. Peut-être considérez-vous votre surpoids comme une maladie honteuse : votre médecin n'est pas là pour vous juger mais pour vous aider à réussir. N'hésitez pas à l'interroger ni à lui poser toutes les questions auxquelles vous cherchez des réponses.

Les conseils de votre diététicienne

Votre médecin pourra se livrer à une enquête visant à déterminer vos habitudes alimentaires et votre mode de vie. Toutefois, il pourra vous orienter vers une diététicienne, afin de réaliser cette tâche. Mais le travail de votre diététicienne ne s'arrêtera pas là : elle vous aidera à prendre de bonnes habitudes diététiques, vous donnera des astuces pour bien vivre votre programme, et pourra vous fournir des fiches de recettes toutes simples, délicieuses, et entrant parfaitement dans le cadre de votre programme.

La complémentation alimentaire

Ces programmes hypocaloriques protéinés générant des carences, votre médecin vous prescrira des compléments alimentaires *que vous veillerez à absorber scrupuleusement.*

En général, le médecin prescrit des complémentations en calcium, magnésium, sodium, vitamines, potassium, oméga-3 et, éventuellement, des oligo-éléments ou de la spiruline, une petite algue très riche en micronutriments.

Consommer ces compléments est indispensable pour réussir votre programme. Prenons un exemple : la survenue d'un malaise ou d'une fatigue importante, accompagnés ou non de nausées, est un signe d'hypotension. Cette hypotension est due à la déshydratation générée par la cétose. Une compensation en sodium est donc indispensable, ainsi qu'un apport hydrique (il faut boire 2 litres d'eau par jour au minimum, en plus de l'eau utilisée pour reconstituer les sachets). D'où l'intérêt de prendre quotidiennement ses compléments alimentaires.

L'activité physique

Commencer ou reprendre une activité physique est un élément positif pour booster votre perte de poids et vous permettre de conserver votre masse musculaire.

Privilégiez les activités d'endurance, et si vous étiez totalement sédentaire, allez-y progressivement. Nul besoin de changer radicalement votre mode de vie : il vous suffit de descendre une ou deux stations avant votre arrêt de bus ou de métro, matin et soir, ou d'aller chercher les enfants à pied à l'école, ou encore de renoncer à prendre la voiture pour aller acheter une baguette de pain. Pensez également à bouder les ascenseurs et les Escalator, à vous activer à la maison (astiquez l'argenterie et passez l'aspirateur plus que d'ordinaire : vous brûlerez des calories !)

La natation, l'aquagym, la marche rapide, le jogging, à petites foulées sont des activités physiques à privilégier.

Choisissez votre sport

Le sport que vous allez choisir dépend autant de votre potentiel physique que de vos goûts. Voici quelques conseils pour vous aider.

• La natation : un sport complet

Nous recommandons haut et fort la pratique de la natation aux personnes soucieuses de perdre du poids.

Il faut savoir que le nombre de calories brûlées pour avancer dans l'eau est quatre fois supérieur au nombre de calories dépensées pour pratiquer une activité de course à pied. Cela s'explique par le fait que le corps doit dépenser de l'énergie pour lutter contre la résistance de l'eau, pour rester à la surface, pour avancer, mais aussi pour maintenir la température du corps à 37° C dans une eau dont la température oscille entre 24 (au pire) et 30° C (au mieux).

Une nage telle que la brasse est idéale pour perdre du poids. Non excessivement fatigante, elle représente la « nage d'endurance » par excellence.

• **L'aquagym**

Cette activité sportive, qui se situe à mi-chemin entre la gym et la natation, est particulièrement recommandée aux personnes fortes. Comme les mouvements sont effectués dans l'eau, ils paraissent plus aisés à accomplir et sont davantage efficaces. En outre, l'eau fraîche raffermit les chairs. On peut également se rendre compte en pratiquant l'aquagym que les autres personnes en maillot n'ont rien à voir avec les sylphides ou les apollons des magazines. Ainsi, on ne se ressent plus comme un cas isolé, mais comme une personne soucieuse de prendre, ou de reprendre, sa ligne et sa santé en mains.

• **La course à pied**

Vous pratiquerez le jogging avec toujours le même souci de maintenir un effort peu intense mais sur une période relativement longue (plus d'une demi-heure). Il ne sert à rien de courir vite, si c'est pour vous écrouler au bout de deux kilomètres. Courez à votre rythme, par petites foulées, avec de bonnes chaussures pour éviter les microtraumatismes au niveau des articulations des chevilles et des genoux. L'important est la durée de l'effort plus que la distance parcourue. Dans tous les cas, surveillez votre pouls et votre respiration, surtout si vous êtes peu ou pas entraîné.

• **La marche : à pratiquer n'importe où**

Inutile d'être un athlète pour pratiquer quotidiennement une séance de marche. Ce sport qui n'en est pas un (puisqu'il représente le seul moyen naturel et spontané que l'homme ait inventé pour se déplacer...) a l'avantage de pouvoir être pratiqué n'importe où.

Vous n'avez pas pratiqué d'activité sportive depuis des années et souhaitez reprendre progressivement ? Commencez par une petite marche de quinze minutes par jour, puis passez à trente, puis à quarante-cinq minutes. Vous pouvez ensuite, pourquoi pas, enchaîner avec des séances de jogging.

• Le cyclisme

Il développe et entretient la musculature, notamment celle du bas du corps, et peut se pratiquer à la ville comme à la campagne. Il est recommandé aux sujets un peu ronds car une partie du poids du corps est « portée » par le vélo, soulageant ainsi les articulations. Attention aux tendinites et aux traumatismes au niveau du sacrum et du coccyx.

L'hiver, vous pouvez remplacer les balades à VTT en forêt par une demi-heure de vélo d'appartement.

• La gym douce

Elle est recommandée aux personnes qui sont fâchées avec le sport, parce qu'elles ont toujours été trop fortes et que le simple mot de « gym » leur rappelle de mauvais souvenirs, et à celles dont l'embonpoint est un handicap pour pratiquer une activité sportive plus intense. Elle est également conseillée aux femmes qui ont horreur du sport... mais qui ont également la hantise de voir leur corps se ramollir et s'enrober. Des mouvements simples, souples, mais amples sur un temps relativement long pour qu'il puisse y avoir diminution de la masse adipeuse, sont essentiels pour une amélioration générale de la silhouette. Après quelques mois d'entraînement, on pourra remplacer la gym douce par de la gym moins douce, faisant davantage travailler l'ensemble de la musculature.

• **La musculation en salle**

Elle permet d'augmenter le volume de la masse musculaire, et donc de brûler plus de calories car on sait que les muscles demandent beaucoup plus d'énergie pour leur entretien que la masse adipeuse. De plus, elle remodèle rapidement la silhouette. Après un à deux mois de travail régulier en salle, les résultats sont déjà au rendez-vous. *Impératif*: un professeur doit être présent en permanence dans la salle pour vous apprendre les bons gestes et élaborer un programme personnalisé de musculation.

Elle peut être pratiquée seule ou couplée avec une autre activité sportive d'endurance : marche, jogging, cyclisme, natation... Vous pouvez, par exemple, vous rendre à la piscine le lundi et le vendredi midi (sans oublier de déjeuner équilibré !) et en salle de sport le mercredi soir.

Pour acquérir des muscles longs et fins, privilégiez les exercices avec des charges peu lourdes, mais répétitifs.

• **Allez-y à votre rythme**

Si vous êtes d'un naturel peu sportif, évitez de passer en quelques jours de l'état de bureaucrate sédentaire à celui de Monsieur ou Madame Muscle, toujours prêt(e) à courir à la salle de gym voisine afin d'y perdre quelques calories ! Contrairement au régime, où il faut trancher dans le vif, il faut en matière d'activité physique y aller progressivement pour éviter les problèmes cardiaques ou musculaires. Commencez petit : une demi-heure une fois par semaine, puis trois quarts d'heure deux fois par semaine, pour terminer par une heure à une heure trente, trois fois par semaine.

Augmentez votre activité physique progressivement, dans la limite du raisonnable. Mais il y a fort à parier que si vous êtes un sportif de longue date, vous n'avez peu ou pas de problème de poids.

La motivation : comment la conserver

Nous vous mentirions si nous vous affirmions que suivre un programme amincissant est une partie de plaisir. Vous allez vous engager à faire l'impasse sur certains plaisirs gastronomiques durant une période plus ou moins longue. Vous allez sans doute traverser des périodes de découragement, vous retrouver face à des tentations. *Comment ne pas craquer dans ces moments-là ?*

- Il serait dommage de gâcher tous les efforts que vous avez accomplis auparavant en abandonnant votre régime du jour au lendemain ; vous reprendriez très vite les kilos perdus, est-ce vraiment ce que vous souhaitez ?
- Si vous craquez une fois, ne vous dites pas que tout est gâché ; n'abandonnez pas votre programme. Reprenez-le le lendemain, sans culpabiliser. L'erreur est humaine !
- Réfléchissez à tous les avantages que vous aurez à être plus mince : vous courrez moins de risque de développer une maladie liée au surpoids, vous serez en meilleure santé, vous ne serez plus essoufflé(e) dans les escaliers, vous pourrez vous offrir les vêtements que vous n'osiez plus porter, vous gagnerez en énergie.
- N'hésitez pas à appeler votre médecin ou à aller le consulter à la moindre baisse de motivation : il vous aidera, par ses conseils avisés et son écoute attentive, à garder le cap.

Les causes d'échec : les erreurs qui ne pardonnent pas

Notre vœu le plus cher étant de vous voir réussir votre programme hyperprotéiné et de vous alléger de vos kilos en trop, nous nous devons de vous mettre en garde contre les principales causes d'échec.

Ne modifiez pas vous-même votre programme

Vous allez suivre un programme hypocalorique protéiné, avec ou sans cétose. Dans les deux cas, veillez à suivre scrupuleusement le programme prescrit par votre médecin. Ne supprimez pas de sachet, ne rajoutez pas d'aliments ne figurant pas sur la liste des aliments autorisés, ne faites pas l'impasse sur la complémentation. Il faut savoir qu'aujourd'hui l'alimentation n'apporte pas tout ce qu'il faut : une alimentation normocalorique n'apporte que 80 % des apports journaliers recommandés en termes de micronutriments. Imaginez alors dans le cadre d'un régime : on mange moins, on fait l'impasse sur certains aliments, donc on risque de se trouver en carence si l'on ne prend pas les compléments alimentaires prescrits par son médecin. À savoir dans le cadre des programmes hypocaloriques protéinés : calcium, potassium, sodium, magnésium, oligo-éléments vitamines et oméga-3, qui font partie des acides gras essentiels.

Ne zappez pas les phases d'éducation nutritionnelle et d'équilibre alimentaire

Il n'est pas rare qu'à l'issue des premières phases du programme les candidats à l'amincissement se remettent à manger normalement, sans passer par les phases d'éducation nutritionnelle et d'équilibre alimentaire pour le programme avec cétose, et seulement d'équilibre alimentaire pour le programme sans cétose. Pis : certaines personnes se remettent, à l'issue des phases d'attaque et mitigée pour le programme avec cétose, et de niveau calorique réduit pour le programme sans cétose, à se nourrir comme avant le programme, c'est-à-dire trop et mal. *Résultat : elles reprennent aussitôt les kilos difficilement perdus, voire davantage !* C'est en grande partie à cause de ce comportement que les programmes hypocaloriques protéinés ont mauvaise presse. Car ils sont efficaces dans la mesure où les phases d'éducation nutritionnelle et d'équilibre alimentaire sont suivies. On admet qu'on doit surveiller son alimentation à vie, en adoptant un mode d'alimentation basé sur le modèle crétois.

N'oubliez pas de bouger

Pour préserver votre masse maigre et même la développer, vous devrez vous mettre ou vous remettre à pratiquer une activité physique d'endurance. Comme nous l'avons précisé plus haut, commencez progressivement : inutile de brusquer votre corps, qui n'est pas très habitué à bouger ! Toutefois, vous devrez effectuer au minimum une demi-heure de marche par jour. N'oubliez pas que le corps humain est avant tout voué à bouger.

Halte aux idées reçues !

Certaines idées reçues ont la vie dure : nous nous devons de « tordre le cou » à ces mythes qui empêchent le grand public de connaître la vérité sur l'efficacité des programmes hypocaloriques protéinés.

Les programmes hypocaloriques protéinés abîment les reins et sont mauvais pour la santé

C'est *faux,* sauf dans le cas où la personne souffre d'insuffisance rénale ; c'est pourquoi, votre médecin vous interrogera à ce sujet au cours du bilan clinique, effectué lors du premier entretien.

Il faut savoir que le programme hypocalorique protéiné apporte 30 % de protéines contre 18 % d'habitude ; mais comme on absorbe seulement 800 kcal par jour, on reste à 1 g de protéines par jour et par kilo de masse corporelle. D'autre part, beaucoup d'obèses qui mangent beaucoup trop consomment 2 à 3 g de protéines par kilo et par jour.

Se mettre en état de cétose n'est pas naturel, voire dangereux

C'est *faux,* la cétose est un phénomène naturel et physiologique. Les corps cétoniques sont éliminés normalement, en grande partie dans les urines, on n'a pas faim et on garde son énergie

Les programmes hyperprotéinés entraînent obligatoirement un effet Yo-Yo

C'est *faux.* Toutes les méthodes de perte de poids peuvent entraîner l'effet Yo-Yo, si l'on reprend à l'issue du programme ou en cours ses anciennes habitudes alimentaires.

Dans le cadre des programmes hypocaloriques protéinés, il convient de *ne pas faire l'impasse sur la phase d'équilibre alimentaire ET de décider de se nourrir sainement, à vie, en suivant le modèle crétois.*

Plus on maigrit vite, plus on reprend vite

C'est *faux*. De nombreuses études effectuées récemment prouvent le contraire. L'important est d'être accompagné et de respecter scrupuleusement toutes les phases du régime. D'autre part, il s'agit du programme qui préserve le plus la masse maigre : on perd beaucoup de tissu adipeux, et les muscles sont préservés, contrairement à certains régimes aberrants, dont les protéines sont exclues, et qui font fondre la masse musculaire. Si on reprend son alimentation antérieure, on regrossit... mais c'est cette fois le tissu adipeux qui remplace la masse maigre. Ce qui n'est, bien sûr, pas l'effet escompté.

Les sachets sont chers

C'est *faux*. Le sachet revient au prix d'une pièce de viande ou de poisson. Mais ils ont un avantage par rapport aux protéines du marché : ils ne contiennent que peu de graisses et offrent une multitude de saveurs, à panacher à l'infini.

— Chapitre 6 —

DES RECETTES POUR UNE DIÈTE PLAISIR

Idées pour la phase d'attaque

Recettes pour l'apéritif

Boissons originales

Temps de préparation : 1 minute.
Cuisson : aucune.
Il faut aussi compter le temps de la prise des glaçons.

Ingrédients

– 1 sachet de boisson froide hyperprotéinée
– 100 ml d'eau
– Eau pétillante

Préparation

Confectionner des glaçons avec le sachet de boisson froide hyperprotéinée de votre choix et 100 ml d'eau.

Au moment de servir, disposer quelques glaçons dans un verre et ajouter de l'eau pétillante.

Galettes au fromage

Temps de préparation : 3 minutes.
Cuisson : 10 minutes.

Ingrédients

– 1 sachet de préparation hyperprotéinée pour soufflé au fromage
– Eau

Préparation

Préparer le sachet de préparation hyperprotéinée pour soufflé au fromage dans un shaker.

Faire cuire la préparation à la poêle, en galettes.

Bâtonnets au fromage

Temps de préparation : 5 minutes.
Cuisson : 10 minutes.

Ingrédients

- 1 sachet de préparation hyperprotéinée pour soufflé au fromage
- Eau

Préparation

Préchauffez le four à 200° C (thermostat 6/7) pendant 10 minutes.

Préparer le sachet de préparation hyperprotéinée pour soufflé au fromage dans un shaker.

Étaler la préparation en forme de bâtonnets sur un papier sulfurisé ou en aluminium et faire cuire au four. Servir chaud ou tiède.

Pommes dauphine au fromage

Temps de préparation : 7 minutes.
Cuisson : 10 minutes.

Ingrédients

- 1/2 sachet de préparation hyperprotéinée pour soufflé au fromage
- 1/2 sachet de préparation hyperprotéinée pour mousseline de pommes de terre, goût volaille
- 75 ml d'eau
- 1 blanc d'œuf battu en neige (facultatif)
- 1 cuillerée à café d'ail déshydraté
- 2 cuillerées à café de persil

– 2 pointes de piment doux
– 2 pincées de noix de muscade

Préparation

Préchauffer le four à 200° C (thermostat 6/7) pendant 10 minutes.

Mélanger le demi-sachet de préparation hyperprotéinée pour soufflé au fromage, le demi-sachet de préparation hyperprotéinée pour mousseline de pommes de terre et l'eau.

Incorporer le blanc d'œuf battu en neige (facultatif).

Parfumer avec la cuillerée à café d'ail déshydraté, le persil finement ciselé, le piment doux, la noix de muscade.

À l'aide d'une cuillère à café ou avec une poche à douille, réaliser de petites noisettes de cette préparation sur la plaque du four protégée par du papier sulfurisé.

Enfourner 10 minutes.

Déguster tiède.

Bâtonnets de légumes

Temps de préparation : 5 minutes.
Cuisson : Aucune.

Ingrédients

– 1 sachet de préparation hyperprotéinée pour potage à la volaille
– Eau
– Bâtonnets de légumes au choix :
  • asperges,
  • brocolis,
  • champignons,
  • concombres,
  • endives,
  • fenouil,
  • radis,
  • haricots verts croquants,
  • tomates cerises,
  • chou-fleur...

Préparation

Préparer le sachet de préparation hyperprotéinée pour potage à la volaille avec très peu d'eau froide pour obtenir une sauce.

Tremper les bâtonnets de légumes dans cette préparation et régalez-vous.

Pain de légumes

Temps de préparation : 5 minutes.

Cuisson : 1 minute au four à micro-ondes ou 10 minutes au four traditionnel + cuisson des légumes préalablement.

Ingrédients

- 1 sachet de préparation hyperprotéinée pour soufflé au fromage
- 30 ml d'eau
- 100 g de légumes autorisés cuits (courgettes, blancs de poireaux...) bien égouttés
- Assaisonnement au choix : noix de muscade râpée, curry, oignon en poudre, persil...
- Oignon en poudre
- Mesclun

Préparation

Préchauffer le four à 200° C (thermostat 6/7).

Mélanger le sachet de préparation hyperprotéinée pour soufflé au fromage avec l'eau, dans un bol.

Ajouter les légumes autorisés cuits.

Assaisonner avec les épices et les condiments de votre choix.

Faire cuire au four à micro-ondes pendant 1 minute, ou au four traditionnel pendant 10 minutes.

Démouler et présenter chaud ou froid sur un lit de mesclun.

Tarte salée à la ratatouille

Temps de préparation : 10 minutes.
Cuisson : 34 minutes.

Ingrédients

– 1 aubergine (150 g)
– 1 courgette (150 g)
– 1 tomate (100 g)
– 1 poivron épépiné (100 g)
– 1 cuillerée à soupe d'huile d'olive
– 1 pointe de cumin
– Thym
– Persil
– Basilic
– 1 sachet de préparation hyperprotéinée pour soufflé au fromage
– 50 ml d'eau (1 cuillerée à soupe d'eau)
– Salade roquette pour la présentation (50 g)
– Sel, poivre

Préparation

Préchauffer le four à 180° C (thermostat 6) pendant 3 à 4 minutes.

Préparer une ratatouille avec l'aubergine, la courgette, la tomate, le poivron et la cuillerée à soupe d'huile d'olive.

Ajouter la cuillerée à soupe d'eau, du sel, du poivre, la pointe de cumin, du thym, du persil et du basilic et laisser mijoter 30 minutes.

Pendant ce temps, mélanger le sachet de préparation hyperprotéinée pour soufflé au fromage avec les 50 ml d'eau dans un bol.

Étaler cette préparation dans trois petits moules à tarte.

Les faire cuire au four traditionnel pendant 3 à 4 minutes.

Lorsque les fonds de tarte sont cuits (bien croustillants), les démouler.

Étaler la ratatouille dessus. Le reste de la ratatouille pourra être consommé à un autre repas.

Conseil : servir froid ou chaud, avec une salade roquette.

Entrées et plats

➤ Que faire avec une préparation hyperprotéinée pour omelette ?

Brochettes

Temps de préparation : 5 minutes.
Cuisson : 5 minutes.

Ingrédients

- 1 sachet de préparation hyperprotéinée pour omelette au jambon
- 1/2 poivron vert (50 g)
- 1/2 poivron jaune (50 g)
- Quelques tomates cerises (50 g)
- Quelques feuilles de laitue pour la décoration
- Piques en bois

Préparation

- Confectionner la préparation pour omelette hyperprotéinée au jambon.
- Faire cuire dans une petite poêle, pour qu'elle soit épaisse.
- Couper l'omelette, le demi-poivron vert et le demi-poivron jaune en petits dés.
- Préparer les brochettes en alternant les dés de couleur sur des piques en bois. Ajouter quelques tomates cerises.
- Présenter sur un lit de feuilles de laitue.

Tomate farcie

Temps de préparation : 10 minutes.
Cuisson : 10 minutes.

Ingrédients

- 1 tomate de 150 g
- 1 sachet de préparation hyperprotéinée pour omelette de votre choix
- 1 gousse d'ail
- 1 cuillerée à café de persil haché
- 1 pincée de piment d'Espelette
- Quelques feuilles de batavia (50 g) pour la décoration
- Sel

Préparation

- Préchauffer le four à 200° C pendant 10 minutes.
- Évider la tomate et la saler.
- Préparer la préparation pour omelette hyperprotéinée. Assaisonner la préparation avec l'ail, le persil et le piment d'Espelette.
- Farcir la tomate avec la préparation.
- Cuire 10 minutes au four traditionnel.
- Présenter sur un lit de batavia.

Remarque : vous pouvez farcir d'autres légumes, des petites courgettes par exemple.

Pain de courgettes

Temps de préparation : 10 minutes.
Cuisson : 30 minutes.

Ingrédients

- 1 courgette (150 g)
- 1/2 cuillerée à soupe d'huile d'olive
- Eau
- Ail déshydraté
- Sel, poivre

- 1 sachet de préparation hyperprotéinée pour omelette de votre choix
- 1 blanc d'œuf
- 50 g de salade frisée

Préparation
- Préchauffer le four à 180° C (thermostat 6) pendant 10 minutes.
- Couper la courgette en petits dés.
- La faire sauter dans une poêle avec l'huile d'olive et un peu d'eau.
- Saupoudrer d'ail déshydraté, de sel, de poivre, puis réserver.
- Délayer le sachet de préparation hyperprotéinée pour omelette dans un saladier et ajouter le blanc d'œuf.
- Verser les dès de courgette dans le mélange.
- Mettre le tout dans un petit plat allant au four, légèrement huilé avec un papier absorbant.
- Faire cuire au four au bain-marie pendant 25 minutes.

Conseil : accompagner ce pain, tiède ou froid, d'une salade frisée.

Œufs brouillés à la tomate

Temps de préparation : 5 minutes.
Cuisson : 10 minutes.

Ingrédients
- 1 petite tomate (100 g)
- 1 cuillerée à café d'huile d'olive
- 1 sachet de préparation hyperprotéinée d'omelette au fromage
- 1 blanc d'œuf
- Sel, poivre
- Basilic, ail en poudre
- 100 g de jeunes pousses d'épinards
- 5 g d'huile pour l'assaisonnement des jeunes pousses

Préparation

Faire revenir la petite tomate dans une petite poêle antiadhésive avec l'huile d'olive.

Préparer le sachet de préparation hyperprotéinée d'omelette au fromage.

Ajouter le blanc d'œuf, le sel, du poivre, le basilic et l'ail en poudre.

Verser sur la tomate.

Remuer sans arrêt jusqu'à ce que ce soit cuit.

Conseil : accompagner ce plat de jeunes pousses d'épinards assaisonnées.

➤ Que faire avec une préparation hyperprotéinée pour soufflé au fromage ?

Croque en bouche au sésame ou au pavot

Temps de préparation : 5 minutes.
Cuisson : 10 minutes.

Ingrédients

- 1 sachet de préparation hyperprotéinée pour soufflé au fromage
- 50 ml d'eau
- Graines de sésame ou de pavot grillées à sec
- Quelques feuilles de salade frisée

Préparation

Préchauffer le four à 200° C (thermostat 6/7) pendant 10 minutes.

Mélanger le sachet de préparation hyperprotéinée pour soufflé au fromage avec l'eau dans un bol.

Verser dans 6 petits moules à cannelés en silicone.

Parsemer des graines de sésame ou de pavot grillées à sec dans une poêle antiadhésive.

Faire cuire au four traditionnel pendant 10 minutes.

Démouler et présenter chauds ou froids sur le lit de salade frisée.

« *Pizza* »

Temps de préparation : 5 minutes.
Cuisson : 1 minute.

Ingrédients

- 1 sachet de préparation hyperprotéinée pour soufflé au fromage
- 50 ml d'eau
- 50 g de tomates fraîches en rondelles
- 50 g de champignons
- Origan
- Ail en poudre
- Sel, poivre

Préparation

Mélanger le sachet de préparation hyperprotéinée pour soufflé au fromage avec l'eau dans un bol. Étaler cette préparation dans une assiette creuse supportant la cuisson au four à micro-ondes.

Déposer les rondelles de tomate fraîche et les champignons détaillés en lamelles. Assaisonner avec le sel, le poivre, l'origan et l'ail en poudre.

Faire cuire au four à micro-ondes pendant 1 minute.

➤ Que faire avec une préparation hyperprotéinée pour mousseline goût volaille ?

Gratin de légumes

Temps de préparation : 5 minutes

Cuisson : 1 minute au four à micro-ondes et 5 minutes au grill + cuisson des légumes préalablement

Ingrédients

- 1 sachet de préparation hyperprotéinée pour mousseline goût volaille
- 100 ml d'eau froide

- 50 g d'épinards cuits
- 50 g de courgettes cuites
- 1 endive

Préparation

Mélanger le sachet de préparation hyperprotéinée pour mousseline goût volaille avec l'eau froide dans un shaker.

Déposer les légumes cuits au fond d'un plat à gratin. (On peut aussi remplacer les épinards et les courgettes par d'autres légumes autorisés.)

Recouvrir les légumes avec la préparation mousseline reconstituée.

Faire chauffer le tout 1 minute au four à micro-ondes.

Placer le plat à gratin au gril pendant environ 5 minutes, jusqu'à ce que le dessus soit doré.

Conseil :

- accompagner le gratin d'une salade d'endives ;
- vous pouvez remplacer la mousseline par une préparation hyperprotéinée pour soufflé au fromage.

Pimientos « del piquillos » farcis

Temps de préparation : 10 minutes.

Cuisson : 1 minute au four à micro-ondes ou 5 minutes au four traditionnel.

Ingrédients

- 70 g (un demi-bocal) de piquillos (petits piments à la saveur douce)
- 1 sachet de préparation hyperprotéinée pour mousseline goût volaille
- Ail
- Persil
- Piment d'Espelette
- Piques en bois
- Quelques feuilles de batavia pour la décoration

Préparation

Préchauffer le four à 200° C (thermostat 6/7) pendant 10 minutes.

Égoutter les piquillos.

Préparer le sachet de préparation hyperprotéinée pour mousseline goût volaille.

Assaisonner la préparation avec l'ail, le persil et le piment d'Espelette.

Farcir les piquillos avec la purée et les fermer à l'aide de piques en bois.

Cuire 1 minute au four à micro-ondes ou 5 minutes au four traditionnel.

Présenter sur un lit de batavia.

Omelette paysanne

Temps de préparation : 5 minutes.
Cuisson : 5 minutes.

Ingrédients

- 1/2 sachet de préparation hyperprotéinée pour omelette de votre choix
- 1/2 sachet de préparation hyperprotéinée pour mousseline goût volaille
- 100 ml d'eau froide
- Herbes fraîches ou épices de votre choix
- Quelques feuilles de scarole
- Sel, poivre

Préparation

Délayer le demi-sachet préparation hyperprotéinée pour omelette de votre choix et le demi-sachet de préparation hyperprotéinée pour mousseline goût volaille dans l'eau froide.

Ajouter les herbes fraîches et faire cuire dans une poêle bien chaude.

Accompagner cette omelette à la pomme de terre de quelques feuilles de scarole.

Galettes de pomme de terre

Temps de préparation : 5 minutes.
Cuisson : 6 minutes.

Ingrédients

- 1 sachet de préparation hyperprotéinée pour mousseline goût volaille
- 80 ml d'eau
- 1 blanc d'œuf cru
- Ail
- Oignon ou échalote en poudre
- Herbes de Provence ou noix de muscade
- Sel, poivre

Préparation

Mélanger le sachet de préparation hyperprotéinée pour mousseline goût volaille avec l'eau, le blanc d'œuf cru, l'ail, l'oignon ou l'échalote en poudre, les herbes de Provence ou la noix de muscade, le sel et le poivre.

Faire cuire les galettes (confectionnées avec une cuillère à soupe) dans une poêle antiadhésive bien chaude. Mettre un couvercle. Retourner chaque galette au bout de 3 minutes ou dès qu'elle est dorée.

Recettes avec des légumes

Aubergine à la tomate

Temps de préparation : 25 minutes.
Cuisson : 30 minutes.

Ingrédients

- 1 aubergine
- Gros sel
- 1 tomate
- Ail en poudre
- 10 feuilles de basilic

Préparation

Préchauffer le four à 210° C pendant 10 minutes.

Laver l'aubergine et la découper en fines tranches. La faire dégorger avec du gros sel pendant 20 minutes.

Découper la tomate, la faire revenir avec l'ail en poudre dans une poêle antiadhésive.

Rincer les tranches d'aubergines et les incorporer au mélange.

Finir la cuisson au four traditionnel pendant 25 minutes ou cuire à couvert dans une poêle.

Incorporer les feuilles de basilic en fin de cuisson.

Fondue de poireaux

Temps de préparation : 5 minutes.
Cuisson : 20 minutes.

Ingrédients

- 1 poireau de 200 g
- Quelques gouttes d'huile d'olive
- 1/2 verre d'eau
- Persil haché
- Sel, poivre

Préparation

Laver le poireau et le découper en petits morceaux.

Dans une casserole, passer un papier absorbant imbibé d'huile d'olive. Y faire revenir les morceaux de poireau pendant 5 minutes.

Ajouter l'eau et laisser cuire à couvert pendant 15 minutes.

Saler, poivrer et saupoudrer de persil en fin de cuisson.

Concombres sautés

Temps de préparation : 5 minutes.
Cuisson : 20 minutes.

Ingrédients

- 1/2 concombre (100 g)
- 1 cuillerée à soupe d'huile d'olive
- Paprika
- Sel, poivre

Préparation

Laver et éplucher le demi-concombre en laissant quelques bandes de peau.

Le partager en deux dans le sens de la longueur pour l'épépiner.

Couper le concombre par petits tronçons de 2 cm.

Dans une cocotte, verser l'huile d'olive et chauffer.

Ajouter les concombres, saupoudrer de paprika, saler et poivrer.

Cuire à feu doux pendant 20 minutes.

Tagliatelles de courgettes

Temps de préparation : 5 minutes.
Cuisson : 15 minutes.

Ingrédients

- 3 petites courgettes (200 g)
- 1 tomate
- 1 cuillerée à soupe d'huile d'olive
- Ail en poudre
- Sel, poivre

Préparation

Laver les petites courgettes mais ne pas les peler.

Faire des lanières avec un couteau économe en s'arrêtant avant les graines.

Ébouillanter la tomate pour lui ôter la peau.

La couper en deux pour l'égrener et la couper en petits dés.

Dans une sauteuse antiadhésive, verser l'huile d'olive.

Faire revenir les lanières de courgettes pendant 5 minutes. Ajouter l'ail en poudre, les dés de tomates, du sel et du poivre.

Mettre le couvercle et laisser cuire 8 à 10 minutes.

Servir aussitôt.

Sauces légères

Coulis de tomates

Temps de préparation : 10 minutes.
Cuisson : 3 minutes.

Ingrédients

- 1 grosse tomate (150 g au minimum)
- 1 cuillerée à café d'huile d'olive
- 1 bouquet garni
- Sel, poivre

Préparation

Peler et épépiner la tomate. La couper en morceaux.

La mettre dans un saladier avec l'huile d'olive, le bouquet garni, saler et poivrer. Couvrir.

Cuire 2 minutes au four à micro-ondes à puissance maxi.

Écraser la tomate avec une fourchette.

Cuire 1 minute à puissance maxi, sans couvrir.

Remarque : peut être congelé.

Sauce provençale

Ingrédients
- 1 tomate (100 g)
- Ail déshydraté
- Oignon déshydraté
- Basilic déshydraté
- Sel, poivre

Préparation

Mixer la tomate pelée avec une petite quantité d'ail, d'oignon et de basilic déshydratés.

Saler et poivrer.

Sauce estivale

Ingrédients
- 1 concombre (150 g)
- Persil
- Sel, poivre

Préparation

Faire dégorger le concombre épluché, épépiné et coupé en lamelles.

Le rincer.

Le mixer avec un peu de persil

Saler et poivrer.

« Mayonnaise » aux herbes

Ingrédients
- 1 cuillerée à soupe de moutarde
- Ail déshydraté
- Échalote déshydratée
- 1/2 cuillerée à soupe d'huile d'olive
- 1/2 cuillerée à soupe d'huile de colza
- Persil

– Estragon
– Basilic
– Sel, poivre

Préparation

Dans un bol, mélanger ensemble la cuillerée à soupe de moutarde, le sel, le poivre, la demi-gousse d'ail et l'échalote.

Verser doucement la demi-cuillerée à soupe d'huile d'olive et la demi-cuillerée à soupe d'huile de colza.

Faire monter comme une mayonnaise.

Avant de servir, ajouter le persil, l'estragon et le basilic hachés.

➤ Que faire avec une préparation hyperprotéinée pour potage ?

Gratin de légumes d'hiver

Temps de préparation : 15 minutes.

Cuisson : 10 minutes au four et 5 minutes au gril + cuisson des légumes préalablement.

Ingrédients

– 1 sachet de préparation hyperprotéinée pour potage poireaux-pommes de terre
– 90 ml d'eau froide
– Pincée de noix de muscade râpée
– 1 pointe d'anis étoilé en poudre
– 50 g de chou vert
– 50 g de chou-fleur + 20 g
– 50 g de céleri branche
– 1 navet (50 g)
– 1 cuillerée à soupe de ciboulette hachée

Préparation

Préchauffer le four à 210° C (thermostat 7) pendant 10 minutes.

Mélanger le sachet de préparation hyperprotéinée pour potage poireaux-pommes de terre avec l'eau froide, afin d'obtenir une purée fluide. Ajouter de la noix de muscade râpée et une pointe d'anis étoilé en poudre.

Cuire le mélange de chou vert, chou-fleur, céleri branche et navet dans de l'eau salée.

Les égoutter et les laisser tiédir.

Les couper en petits dés.

Tapisser le fond et les parois d'un plat avec de la purée de poireaux, puis garnir l'intérieur avec les dés de légumes.

Saupoudrer les légumes de ciboulette hachée et recouvrir avec le reste de purée.

Parsemer le tout de bouquets de chou-fleur crus râpés.

Placer le plat au four pendant 10 minutes puis terminer la cuisson au gril pour dorer la surface.

Ratatouille

Temps de préparation : 5 minutes.
Cuisson : 10 minutes.

Ingrédients

- 100 g d'aubergines
- 100 g de courgettes
- 1 sachet de préparation hyperprotéinée pour potage à la tomate
- 100 ml d'eau froide
- Basilic
- Thym
- Persil
- Cumin
- Sel, poivre

Préparation

Cuire les aubergines et les courgettes à la vapeur.

Diluer le sachet de préparation hyperprotéinée pour potage dans l'eau froide.

Verser le potage réchauffé sur les légumes.

Ajouter du basilic, du thym, du persil, du cumin, du sel et du poivre.

Desserts

Bûche chocolat/orange

Temps de préparation : 5 minutes.
Cuisson : 5 minutes.
Repos au frais : 1 heure.

Ingrédients

- 1/2 sachet de préparation hyperprotéinée pour entremets au chocolat
- 75 ml d'eau + 55 ml
- 1/2 sachet de préparation hyperprotéinée pour crêpes
- 1 cuillerée à café d'eau de fleur d'oranger
- Piques en bois

Préparation

Préparer le demi-sachet de préparation hyperprotéinée pour entremets au chocolat hyperprotéiné avec 75 ml d'eau et laisser reposer au réfrigérateur pendant 1 heure pour qu'il épaississe.

Pendant ce temps, mélanger au shaker le demi-sachet de préparation hyperprotéinée pour crêpes avec les 55 ml d'eau et l'eau de fleur d'oranger.

Faire cuire la crêpe dans une poêle antiadhésive bien chaude.

Étaler 1 ou 2 cuillerées à soupe d'entremets sur la crêpe puis la rouler.

Mettre au frais.

Remarque : pour une présentation différente, découper la crêpe en petits tronçons (supprimer les entames) et faire tenir avec une pique en bois. Vous pouvez servir ces mignardises avec une boisson chaude.

Gâteau chocolat/noix de coco

Temps de préparation : 5 minutes.

Cuisson : 1 minute au four à micro-ondes ou 20 minutes au four traditionnel.

Ingrédients

- 1/2 sachet de préparation hyperprotéinée pour gâteau au chocolat
- 1/2 sachet de préparation hyperprotéinée pour boisson à la noix de coco
- 75 ml d'eau

Préparation

Préchauffer le four à 150° C, (thermostat 5), si vous optez pour la cuisson au four traditionnel.

Mélanger le demi-sachet de préparation hyperprotéinée pour gâteau au chocolat et le demi-sachet de préparation hyperprotéinée pour boisson à la noix de coco avec l'eau dans un bol.

Faire cuire au four à micro-ondes pendant 1 minute, selon la puissance de votre four ou au four traditionnel environ 20 minutes.

Démouler après refroidissement.

Boisson chocolat/noix de coco

Temps de préparation : 5 minutes.
Repos au frais : 2 heures.

Ingrédients

- 1/2 sachet de préparation hyperprotéinée pour boisson à la noix de coco
- 1/2 sachet de préparation hyperprotéinée pour boisson au cacao
- 230 ml d'eau

Préparation

Mélanger au shaker le demi-sachet de préparation hyperprotéinée pour boisson à la noix de coco et le demi-sachet de préparation hyperprotéinée pour boisson au cacao avec l'eau.

Mettre au réfrigérateur pendant au moins 2 heures.

Pudding cannelle/raisin

Temps de préparation : 2 minutes.
Cuisson : 1 minute au four à micro-ondes ou 7 minutes au four traditionnel.

Ingrédients

- 1 sachet de préparation hyperprotéinée pour gruau cannelle/raisin
- 100 ml d'eau
- Vanille en poudre
- Facultatif : un peu d'édulcorant supportant la cuisson (acésulfame de potassium, cyclamate, saccharine)

Préparation

Préchauffer le four à 200° C (thermostat 6/7) si vous optez pour la cuisson au four traditionnel.

Préparer la préparation hyperprotéinée pour gruau cannelle/raisin en la diluant dans l'eau.

Verser dans des petits moules en silicone.

Cuire au four traditionnel préchauffé pendant 7 minutes ou au four à micro-ondes pendant 1 minute.

Saupoudrer de vanille en poudre. Vous pouvez ajouter un peu d'édulcorant supportant la cuisson.

Gruau pomme/noisettes au chocolat

Temps de préparation : 2 minutes.

Ingrédients

- 1/2 sachet de préparation hyperprotéinée pour gruau pomme/noisettes
- 1/2 sachet de préparation hyperprotéinée pour entremets au chocolat
- 100 ml d'eau froide

Préparation

Mélanger le demi-sachet de préparation hyperprotéinée pour gruau pomme/noisettes et le demi-sachet de préparation hyperprotéinée pour entremets au chocolat avec l'eau froide.

Remarque : vous pouvez servir cette préparation froide ou chaude et changer le parfum de l'entremets utilisé.

Crème vanille/chocolat

Temps de préparation : 2 minutes.

Repos au frais : 1 heure.

Ingrédients

- 1/2 sachet de préparation hyperprotéinée pour entremets au chocolat
- 1/2 sachet de préparation hyperprotéinée pour flan à la vanille
- 150 ml d'eau

Préparation

Préparer le demi-sachet de préparation hyperprotéinée pour entremets au chocolat et le demi-sachet de préparation hyperprotéinée pour flan à la vanille avec l'eau.

Mettre au réfrigérateur pendant 1 heure.

Fondant au chocolat et son coulis chocolaté

Temps de préparation : 2 minutes.
Cuisson : 1 minute.

Ingrédients

- 1 sachet de préparation hyperprotéinée pour gâteau au chocolat
- 1 sachet de préparation hyperprotéinée pour crêpes
- 160 ml d'eau
- Facultatif : un peu d'édulcorant supportant la cuisson (acésulfame de potassium, cyclamate, saccharine)
- Vanille
- Cannelle en poudre

Préparation

Mélanger le sachet de préparation hyperprotéinée pour gâteau au chocolat et le sachet de préparation hyperprotéinée pour crêpes avec l'eau dans un shaker.

Si vous le souhaitez, vous pouvez ajouter un peu d'édulcorant supportant la cuisson.

Verser dans un ramequin à bord haut

Cuire au four à micro-ondes pendant 1 minute.

Démouler quelques minutes après. Saupoudrer de vanille ou de canelle.

Servir tiède ou froid.

Remarque : ce fondant est à répartir sur deux repas ou collations.

Recettes pour la phase mitigée

Plats à base de viande

Tomates en nids

Temps de préparation : 10 minutes.
Cuisson : 30 minutes.

Ingrédients

- 2 tomates (200 g)
- 1 œuf entier
- 1 tranche de jambon blanc découenné dégraissé (50 g)
- Basilic
- Quelques feuilles de salade pour la présentation
- Sel, poivre

Préparation

Préchauffer le four à 180° C (thermostat 6) pendant 10 minutes.

Laver et creuser les tomates, les saler et les retourner sur une grille pour les laisser dégorger.

Battre l'œuf, saler et poivrer.

Ajouter la tranche de jambon blanc découenné dégraissé, coupé en lamelles, et un peu de basilic frais ciselé.

Répartir cette préparation dans les tomates, les placer dans un plat allant au four.

Les faire cuire à four moyen pendant 25 à 30 minutes.

Présenter sur un lit de salade.

Poulet basquaise

Temps de préparation : 15 minutes.
Cuisson : 45 minutes.

Ingrédients

- 125 g de poulet
- 200 g de tomates

- 75 g de poivron vert
- Ail, oignon, échalotes déshydratées
- 1 branche de persil
- Thym
- Laurier
- Sel, poivre

Préparation

Faire dorer le poulet au gril.

Pendant ce temps, faire étuver dans une cocotte à fond épais les tomates, le poivron vert, ajouter l'ail, l'oignon et l'échalote déshydratés, le persil, le thym et le laurier. Saler et poivrer.

Débarrasser le poulet de sa peau.

Ajouter le poulet aux légumes déjà en partie étuvés.

Saler et poivrer.

Laisser cuire à feu doux au moins 30 à 35 minutes.

« Paupiettes » aux fines herbes

Temps de préparation : 15 minutes.

Cuisson : 10 minutes.

Ingrédients

- 1 escalope de dinde fine et large (100 g)
- 1 cuillerée à soupe de fromage blanc à 0 % de matières grasses (30 g)
- Oignon, échalote déshydratés
- Cerfeuil
- Basilic
- Persil frais
- Sel, poivre
- 1 ficelle

Préparation

Étaler au maximum l'escalope de dinde.

Mélanger la cuillerée à soupe de fromage blanc à 0 %

de matières grasses avec l'oignon et l'échalote déshydratés, le cerfeuil, le basilic et le persil frais hachés.

Saler, poivrer.

Répartir cette farce au centre de l'escalope.

La fermer avec de la ficelle.

Faire cuire dans le panier de l'autocuiseur, pendant 10 minutes à partir de la rotation de la soupape.

Placer sur une assiette et décorer de persil ciselé.

Sauté de veau

Temps de préparation : 15 minutes.
Cuisson : 45 minutes.

Ingrédients

- 150 g d'épaule de veau
- 50 ml de vin blanc sec
- 200 g de tomates
- 75 g de poivron vert
- Ail, oignon, échalotes déshydratés
- 1 branche de persil
- Thym
- Laurier
- Sel, poivre

Préparation

Faire dorer l'épaule de veau au gril avec le vin blanc sec au fond du plat en arrosant régulièrement.

Pendant ce temps, faire étuver dans une cocotte à fond épais les tomates, le poivron vert, ajouter l'ail, l'oignon et l'échalote déshydratés, le persil, le thym et le laurier. Saler et poivrer.

Ajouter le veau aux légumes déjà en partie étuvés.

Saler et poivrer.

Laisser cuire à feu doux au moins 30 à 35 minutes.

Steak à la sauvage

Temps de préparation : 10 minutes.
Cuisson : 10 minutes.

Ingrédients

- 150 g de steak haché à 5 % de matières grasses
- Échalote en poudre
- Fines herbes hachées
- 1 cuillérée à soupe de moutarde
- 1 cuillérée à soupe de romarin

Préparation

Mélanger le steak haché à 5 % de matières grasses avec l'échalote en poudre, les fines herbes hachées, la moutarde et le romarin.

Déposer sur une feuille d'aluminium, saupoudrer de thym et refermer la feuille.

Faire cuire au gril ou au barbecue 5 minutes de chaque côté.

Bœuf au citron

Temps de préparation : 5 minutes.
Cuisson : 10 minutes.

Ingrédients

- 150 g de bœuf maigre (filet, faux-filet, rumsteck, tende de tranche, bavette...)
- 1 cuillerée à soupe de jus de citron
- 2 cuillerées à soupe de sauce soja
- Coriandre ciselée

Préparation

Faire revenir à la poêle le bœuf maigre coupé en fines lamelles.

Ajouter le jus de citron et la sauce soja.

Parsemer de coriandre ciselée.

Veau au curry

Temps de préparation : 5 minutes.
Cuisson : 20 minutes.

Ingrédients

- 1 escalope de veau de 120 g
- Oignon déshydraté
- 1 tomate (100 g)
- 150 g de champignons émincés
- Ail en poudre
- 1/2 cuillerée à café de curry

Préparation

Faire dorer à la poêle l'escalope de veau avec de l'oignon déshydraté.

Ajouter la tomate, les champignons émincés, de l'ail en poudre et le curry.

Cuire 20 minutes à couvert.

Gratin provençal au jambon

Temps de préparation : 15 minutes.
Cuisson : 25 minutes.

Ingrédients

- 1 petite courgette (100 g)
- 1 petite aubergine (100 g)
- 1 tomate (100 g)
- 2 tranches de jambon (100 g en tout) découenné et dégraissé
- 1 cuillerée à café d'huile d'olive
- Thym
- Sel, poivre

Préparation

Préchauffer le four à 210° C (thermostat 7) pendant 10 minutes.

Couper en lamelles la tomate, et dans le sens de la longueur la courgette et l'aubergine.

Couper en lamelles les 2 tranches de jambon.

Dans un plat à gratin légèrement huilé à l'aide d'un papier absorbant, alterner légumes et jambon. Saupoudrer de thym. Saler et poivrer.

Enfourner 25 minutes.

Plats à base de poisson

Truite au four

Temps de préparation : 10 minutes.
Cuisson : 30 minutes.

Ingrédients

- 1 truite
- Oignon déshydraté
- 1/2 tomate
- 1/4 de bulbe de fenouil
- 125 ml de vin blanc
- Sel, poivre

Préparation

Préchauffer le four à 240° C (thermostat 8) pendant 10 minutes.

Disposer la truite au centre d'un plat allant au four.

La recouvrir avec de l'oignon déshydraté et intercaler autour les quartiers de la demi-tomate et le quart de bulbe de fenouil en lamelles.

Saler et poivrer puis verser le vin blanc.

Cuire au four pendant 30 minutes.

Crevettes à l'aneth et aux courgettes

Temps de préparation : 10 minutes.
Cuisson : 20 minutes.

Ingrédients

- 2 petites courgettes (200 g)
- 1/2 cuillerée à soupe d'huile d'olive
- Ail en poudre
- 200 g de crevettes
- Aneth en poudre
- Quelques feuilles de menthe pour la décoration
- Sel, poivre

Préparation

Couper les courgettes en petits dés.

Les faire mijoter à la poêle avec 1 demi-cuillerée à soupe d'huile d'olive, du sel, du poivre et de l'ail en poudre.

Faire cuire des crevettes à la vapeur. Saupoudrer d'aneth.

Servir tiède avec les courgettes décorées de feuilles de menthe ciselées.

Darne de lieu aux moules

Temps de préparation : 10 minutes.
Cuisson : 20 minutes.

Ingrédients

- 250 de moules en coquille
- 1 darne de lieu (100 g)
- Ail et oignon en poudre
- Persil haché
- Sel, poivre

Préparation

Faire ouvrir les moules en coquille.

Disposer la darne de lieu dans une poêle.

Ajouter le bouillon des moules filtré et allongé à l'eau pour recouvrir le poisson. Ajouter de l'ail et de l'oignon en poudre. Saler et poivrer.

Laisser pocher 10 minutes à feu doux.

Ajouter les moules et saupoudrer de persil haché.

Parmentier de poissons

Temps de préparation : 10 minutes.
Cuisson : 15 minutes.

Ingrédients

– 200 g de poissons (colin, cabillaud...)
– 200 g de purée de céleri, par exemple surgelée (choisissez-la nature, sans ajout de matière grasse)
– 1 court-bouillon

Préparation

Faire cuire les poissons mélangés au court-bouillon puis les hacher grossièrement.

Faire réchauffer la purée de céleri. Mélanger les trois quarts de la purée avec le poisson.

Étaler la préparation dans un plat à gratin et recouvrir du restant de la purée.

Passer au gril quelques minutes.

Caviar d'aubergines au thon

Temps de préparation : 10 minutes.
Cuisson : 10 minutes.

Ingrédients

– 1 aubergine (200 g)
– Ail en poudre
– 1 cuillerée à soupe de jus de citron
– 1/2 cuillerée à soupe d'huile d'olive ou de colza
– 200 g de thon au naturel

Préparation

Couper l'aubergine en deux dans le sens de la longueur. La faire cuire à la vapeur.

Laisser refroidir puis prélever la pulpe, la passer au mixeur avec de l'ail en poudre, le jus de citron et la demi-cuillerée à soupe d'huile d'olive ou de colza.

Ajouter le thon au naturel.

Lieu rôti aux spaghettis de légumes

Temps de préparation : 10 minutes.
Cuisson : 17 minutes.

Ingrédients

- 1 pavé de lieu (150 g)
- 1/2 cuillerée à café de vanille en poudre
- 1 cuillerée à soupe d'huile d'olive
- 1 bulbe de fenouil (100 g)
- 1 courgette (200 g)
- Estragon
- 1 cuillerée à soupe de jus de citron
- Sel, poivre

Préparation

Préchauffer le four à 180° C (thermostat 6) pendant 10 minutes.

Mélanger la vanille en poudre avec l'huile d'olive.

Laver le bulbe de fenouil et la courgette. Les râper, comme des carottes.

Mélanger les légumes avec l'huile vanillée, saler et poivrer et mettre dans un plat allant au four à micro-ondes.

Essuyer le pavé de lieu avec du papier absorbant et le faire dorer 3 minutes dans une poêle antiadhésive côté peau.

Le déposer dans un plat allant au four, saler, poivrer et ajouter de l'estragon. Terminer la cuisson au four pendant 15 minutes.

Cuire les légumes au four à micro-ondes, pendant 1 à 2 minutes.

Déposer les légumes et le pavé de lieu dans une assiette et arroser avec 1 cuillerée à soupe de jus de citron.

Pain de poisson

Temps de préparation : 5 minutes.
Cuisson : 25 minutes.

Ingrédients

– 100 g de poisson blanc
– 1 court-bouillon
– 2 tomates
– 1 œuf entier
– Estragon
– 50 g de fromage blanc à 0 % de matières grasses
– Jus de citron
– Curry
– Cumin
– Sel, poivre

Préparation

Préchauffer le four à 180° C (thermostat 6) pendant 10 minutes.

Faire cuire le poisson blanc au court-bouillon.

Faire fondre dans une poêle les deux tomates et les concasser.

Émietter le poisson égoutté.

Y ajouter la purée de tomates et l'œuf entier battu.

Assaisonner à votre convenance (sel, poivre, estragon...) et mettre dans un ramequin.

Cuire au four, au bain-marie, pendant 15 minutes (piquer avec un couteau pour vérifier la cuisson).

Confectionner une sauce au fromage blanc : dans un bol, battez à la fourchette le fromage blanc à 0 % de matières grasses avec le jus de citron, le cumin et le curry.

Servir avec cette sauce.

Brochette de cabillaud aux poivrons

Temps de préparation : 15 minutes.
Marinade : 30 minutes.
Cuisson : 8 minutes.

Ingrédients

- 1 darne de cabillaud de 150 g
- 1 cuillerée à soupe d'huile d'olive
- 1 cuillerée à soupe de jus de citron
- Fines herbes
- Menthe hachée
- 1 petit poivron vert (100 g)
- 1 brochette
- Sel, poivre

Préparation

Couper la darne de cabillaud en gros dés.

Les faire mariner pendant 30 minutes dans l'huile d'olive, le jus de citron, les fines herbes et la menthe hachée.

Détailler le poivron épépiné en cubes.

Enfiler sur une brochette en alternant bien les cubes de poisson et les cubes de poivron vert.

Saler et poivrer, puis cuire 8 minutes au barbecue ou au gril en arrosant régulièrement de marinade.

Les salades

Assiette marine

Temps de préparation : 10 minutes.

Ingrédients

- 25 g de moules cuites
- 25 g de crevettes cuites
- 50 g de poisson cuit
- Quelques feuilles de laitue

- 1 tomate (100 g)
- 50 g de champignons
- 1 cuillerée à soupe de vinaigrette allégée
- Sel, poivre

Préparation

Mélanger les moules, les crevettes et le poisson, cuits au préalable.

Déposer les feuilles de laitue, la tomate coupée en rondelles et les champignons dans une grande assiette.

Garnir avec le mélange des produits de la mer.

Assaisonner et ajouter la cuillerée à soupe de vinaigrette allégée.

Salade bretonne

Temps de préparation : 10 minutes.

Ingrédients

- 1 poignée de mâche
- 100 g de chou rouge
- Fond d'artichaut
- 50 g de miettes de thon au naturel
- Oignon déshydraté
- 1 œuf dur
- 1 cuillerée à soupe de vinaigrette allégée
- Sel, poivre

Préparation

Déposer la mâche, le chou rouge et le fond d'artichaut coupé en quartiers dans une grande assiette.

Parsemer de miettes de thon au naturel et d'oignon déshydraté.

Couper l'œuf dur en quartiers et les déposer sur l'assiette.

Assaisonner et ajouter la cuillerée à soupe de vinaigrette allégée.

Salade fermière

Temps de préparation : 10 minutes.

Ingrédients

– 50 g de germes de soja
– 1/2 concombre
– 50 g de champignons
– 100 g de haricots verts cuits
– 2 tranches de blanc de poulet ou de dinde
– 1 cuillerée à soupe de vinaigrette allégée
– Sel, poivre

Préparation

Déposer les germes de soja, le demi-concombre, les champignons et les haricots verts dans une grande assiette.

Ajouter les 2 tranches émincées de blanc de poulet ou de dinde.

Assaisonner et ajouter la cuillerée à soupe de vinaigrette allégée.

Salade chinoise

Temps de préparation : 10 minutes.

Ingrédients

– 50 g de germes de soja
– 1 tomate (100 g)
– 50 g de salade (1 bol)
– 1/2 concombre
– 150 g de crevettes cuites
– 1 cuillerée à soupe de vinaigrette allégée
– 1 cuillerée à soupe de sauce soja
– Sel, poivre

Préparation

Placer les germes de soja, la tomate, la salade et le demi-concombre dans une grande assiette.

Ajouter les crevettes cuites.

Assaisonner, ajouter les cuillerées à soupe de vinaigrette allégée et de sauce soja.

Salade de chou-fleur mimosa

Temps de préparation : 10 minutes.

Ingrédients

- 150 g de bouquets de chou-fleur cru
- 2 œufs durs
- 1 cuillerée à soupe de vinaigrette allégée
- Sel, poivre

Préparation

Déposer les bouquets de chou-fleur cru détaillé en lamelles dans une assiette.

Hacher les œufs durs.

Saupoudrer avec les deux œufs durs hachés.

Ajouter la cuillerée à soupe de vinaigrette allégée.

Salade de poulet au fenouil

Temps de préparation : 10 minutes.

Ingrédients

- 1 bulbe de fenouil
- 1 blanc de poulet froid
- 1 cuillerée à soupe de vinaigrette allégée
- Persil ciselé
- Sel, poivre

Préparation

Couper le bulbe de fenouil en petites lanières.

Découper le blanc de poulet en dés.

Mélanger le fenouil avec le blanc de poulet froid coupé en dés.

Assaisonner, ajouter la cuillerée à soupe de vinaigrette allégée.

Décorer avec le persil ciselé.

Salade tunisienne

Temps de préparation : 10 minutes.

Ingrédients

– 2 tomates (200 g en tout)
– 50 g de poivron vert
– 100 g de thon au naturel
– Quelques câpres
– 1 œuf dur
– 1 cuillerée à soupe de vinaigrette allégée
– Sel, poivre

Préparation

Mélanger les deux tomates détaillées en quartiers et le poivron vert coupé en lanières.

Ajouter le thon au naturel et quelques câpres.

Écaler l'œuf dur et détaillez-le en quartiers.

Placer le tout sur une assiette.

Assaisonner et ajouter la cuillerée à soupe de vinaigrette allégée.

Salade champêtre

Temps de préparation : 20 minutes.
Cuisson : 8 minutes.

Ingrédients

– 1 œuf
– 50 g de poivron vert
– Quelques feuilles de chêne
– 100 g de thon au naturel
– 1 tomate (100 g)
– 1 cuillerée à soupe de vinaigrette allégée
– Sel, poivre

Préparation

Cuire l'œuf dans de l'eau frémissante pendant 8 minutes. Le passer sous l'eau froide puis l'écaler. Le couper en quartiers.

Couper le poivron vert en petits cubes.

Dans une assiette creuse, dresser les quelques feuilles de chêne, ajouter le thon au naturel et les cubes de poivrons.

Assaisonner et ajouter la cuillerée à soupe de vinaigrette allégée.

Décorer en intercalant les quartiers d'œufs et la tomate coupée en quartiers.

Plats à base d'œufs

Flan de courgettes

Temps de préparation : 10 minutes.
Cuisson : 30 minutes.

Ingrédients

- 2 petites courgettes (200 g)
- 1/2 cuillerée à soupe d'huile d'olive + 1 cuillerée à café pour le plat
- Eau
- Ail déshydraté
- 1 œuf entier
- 1 blanc d'œuf
- 1/2 yaourt à 0 % de matières grasses ou 65 ml de lait écrémé
- Sel, poivre

Préparation

Préchauffer le four à 180° C (thermostat 6) pendant 10 minutes.

Couper les courgettes en petits dés.

Les faire sauter dans une poêle avec l'huile d'olive et l'eau.

Saupoudrer d'ail déshydraté, de sel, de poivre, puis réserver.

Battre ensemble l'œuf entier, le blanc d'œuf et le demi-yaourt 0 % ou le lait écrémé.

Verser les courgettes dans le mélange, saler, poivrer.

Mettre le tout dans un petit plat allant au four, légèrement huilé à l'aide d'un papier absorbant.

Faire cuire au four au bain-marie pendant 25 minutes.

Accompagner ce flan, tiède ou froid, d'une scarole.

Remarque : vous pouvez varier les légumes : par exemple : 1/4 de poivron vert + 1 tomate + basilic + 50 g de haricots verts coupés en dés + 1/4 de courgettes en rondelles.

Piperade basquaise

Temps de préparation : 20 minutes.
Cuisson : 60 minutes.

Ingrédients

– 1 tomate (100 g)
– 50 g de poivron vert
– 100 g de courgette
– 30 g d'aubergine
– Oignon et ail déshydraté
– 1/2 feuille de laurier
– Thym
– Poivre de Cayenne
– 2 œufs entiers
– Persil, sel

Préparation

Laver, éplucher et découper en morceaux réguliers la tomate, le poivron vert, la courgette et l'aubergine.

Les faire étuver à feu doux pendant 40 minutes, après

les avoir salés. Ajouter l'oignon déshydraté, la demi-feuille de laurier, de l'ail déshydraté, le thym et le poivre de Cayenne.

15 minutes avant le service, brouiller les 2 œufs dans les légumes afin d'obtenir la consistance d'une mayonnaise épaisse.

Décorer de persil finement ciselé et servir aussitôt.

Frittata au poireau et à la courgette

Temps de préparation : 10 minutes.
Cuisson : 20 minutes.

Ingrédients

- 1/2 poireau (100 g)
- 1/2 courgette (100 g)
- Ail en poudre
- 1/2 cuillerée à soupe d'huile d'olive
- 2 œufs entiers
- Sel, poivre

Préparation

Faire revenir le demi-poireau détaillé en tronçons et la demi-courgette détaillée en dés avec de l'ail en poudre dans une poêle, à l'huile d'olive, saler, poivrer.

Laisser refroidir.

Ajouter les 2 œufs battus. Verser dans une poêle et cuire 15 minutes à feu doux jusqu'à ce que la galette soit prise.

Retourner et cuire quelques minutes.

Œufs pochés à la florentine

Temps de préparation : 10 minutes.
Cuisson : 20 minutes.

Ingrédients

- 200 g d'épinards en branches
- Noix de muscade râpée

- 2 œufs entiers
- Sel, poivre

Préparation

Faire cuire les épinards en branche à la vapeur pendant 8 minutes.

Les égoutter.

Saler, poivrer et ajouter de la noix de muscade râpée. Disposer dans une poêle en faisant un petit creux.

Casser les 2 œufs par-dessus. Cuire à couvert jusqu'à ce que les blancs soient pris.

Plats contenants des laitages

Épinards sauce curry

Temps de préparation : 15 minutes.
Cuisson : 8 minutes.

Ingrédients

- 200 g d'épinards en branche
- 1 pincée de noix de muscade râpée
- 1 yaourt à 0 % de matières grasses
- 1 cuillerée à café de curry
- Sel, poivre

Préparation

Faire cuire les épinards en branche à la vapeur pendant 8 minutes avec 1 pincée de noix de muscade.

Les égoutter et les maintenir au chaud.

Mélanger le yaourt à 0 %, du sel, du poivre et la demi-cuillerée à café de curry.

Au moment de servir, placer les épinards dans un bol, bien les tasser et les renverser sur le plat de service.

Napper avec la sauce.

Servir rapidement.

Céleri au yaourt

Temps de préparation : 10 minutes.
Cuisson : 10 minutes.

Ingrédients

- 200 g de céleri branche
- 1 yaourt à 0 % de matières grasses
- Persil haché
- Sel, poivre

Préparation

Faire cuire le céleri branche coupé en morceaux dans de l'eau pendant 10 minutes.

Mélanger le yaourt à 0 % de matières grasses avec le persil haché.

Saler et poivrer.

Verser la sauce sur le céleri.

Tzatziki allégé

Temps de préparation : 20 minutes.
Repos : 1 heure.

Ingrédients

- 1/4 de concombre
- 1 yaourt à 0 % de matières grasses
- 1/2 cuillerée à café d'huile d'olive
- Ail en poudre
- 1 ou 2 feuilles de menthe
- Poivre, sel (facultatif)
- Gros sel
- 1 feuille de laitue pour la décoration

Préparation

Éplucher le quart de concombre et ôter les pépins. Le couper en lamelles avant de le faire dégorger avec du gros sel pendant 15 minutes.

Dans une passoire, rincer le concombre et l'égoutter.

Mélanger le yaourt à 0 % de matières grasses avec la demi-cuillerée à café d'huile d'olive et l'ail en poudre.

Couper finement les feuilles de menthe et poivrer. Saler si besoin.

Mettre au réfrigérateur pendant 1 heure et présenter sur une feuille de laitue.

Salade nordique

Temps de préparation : 15 minutes.

Ingrédients

– 1 belle endive
– 2 cornichons
– 1 blanc d'œuf dur + 1 jaune d'œuf dur
– 1 cuillerée à café de jus de citron
– 100 g de poulet ou de dinde
– 1 cuillerée à café d'huile de colza
– 25 g de fromage blanc à 0 % de matières grasses
– Ciboulette
– Sel, poivre
– 50 g de chicorée frisée pour la présentation

Préparation

Découper l'endive et les 2 cornichons en rondelles.

Couper en dés le blanc d'œuf dur et le blanc de poulet ou de dinde.

Écraser le jaune d'œuf dur avec les cuillerées à café de jus de citron et l'huile de colza.

Ajouter le fromage blanc à 0 % de matières grasses.

Lier en fouettant énergiquement le mélange.

Ajouter la ciboulette finement hachée. Saler et poivrer.

Mélanger la sauce avec les différents ingrédients. Présenter sur un lit de chicorée frisée.

Sauces

Sauce crémeuse

Ingrédients
- 1 cuillerée à café de jus de citron
- 2 cuillerées à soupe de fromage blanc à 0 %
- 1 cuillerée à café de moutarde
- 1 cuillerée à café de ciboulette
- Sel, poivre

Préparation

Battre ensemble le jus de citron, le fromage blanc à 0 %, la moutarde et la ciboulette.

Saler et poivrer.

Sauce bulgare

Ingrédients
- 1/2 yaourt à 0 % de matières grasses
- 1 cuillerée à café de citron vert
- 1 touche de curry
- Sel, poivre

Préparation

Mélanger ensemble le demi-yaourt à 0 % de matières grasses, la cuillerée à café de citron vert et le curry.

Saler et poivrer.

Sauce bolognaise allégée

Ingrédients
- 1 coulis de tomates maison (voir recette page 134)
- 25 g de steak haché à 5 % de matières grasses

Préparation

Faire mijoter le coulis de tomates maison avec le steak haché.

Sauce gribiche

Ingrédients

– 2 cornichons
– 1 yaourt à 0 % de matières grasses
– 1 cuillerée à café de moutarde
– Ail en poudre
– 1 cuillerée à café de persil haché
– Sel, poivre

Préparation

Hacher très finement les deux cornichons.

Dans un bol, mélanger le yaourt à 0 % de matières grasses avec la cuillerée à café de moutarde.

Ajouter l'ail en poudre. Battre l'ensemble au fouet pour émulsionner la sauce.

Ajouter la cuillerée à café de persil. Saler et poivrer.

Sauce curry

Ingrédients

– 2 cuillerées à soupe de fromage blanc à 0 % de matières grasses
– Curry
– Sel, poivre

Préparation

Mélanger les deux cuillerées à soupe de fromage blanc à 0 % de matières grasses avec du sel, du poivre et du curry.

Sauce rose

Ingrédients

- 2 cuillerées à soupe de fromage blanc à 0 % de matières grasses
- Paprika
- Sel, poivre

Préparation

Mélanger les deux cuillerées à soupe de fromage blanc à 0 % de matières grasses avec du sel, du poivre et du paprika.

Desserts

Fromage blanc au citron

Temps de préparation : 10 minutes.

Ingrédients

- 1 blanc d'œuf
- 100 g de fromage blanc à 0 % de matières grasses
- 1 cuillerée à soupe de jus de citron
- Aspartame

Préparation

Monter le blanc d'œuf en neige très ferme.

Fouetter énergiquement le fromage blanc à 0 % de matières grasses, la cuillerée à soupe de jus de citron et l'aspartame.

Incorporer délicatement avec une spatule le blanc battu en neige et verser dans une coupe à dessert.

Mettre au réfrigérateur.

Crème à la noix de coco

Temps de préparation : 10 minutes.

Ingrédients

– 100 g de fromage blanc à 0 % de matières grasses (1 petit pot)
– 1/2 sachet de préparation hyperprotéinée pour boisson à la noix de coco
– Eau
– Aspartame (facultatif)

Préparation

Mélanger le fromage blanc à 0 % de matières grasses et le demi-sachet de préparation hyperprotéinée pour boisson à la noix de coco

Ajouter un peu d'eau et d'aspartame si besoin.

Œufs à la neige

Temps de préparation : 5 minutes.
Cuisson : 10 minutes.

Ingrédients

– 1/2 gousse de vanille
– 125 g de lait écrémé
– 1 œuf
– 2 cuillerées à café d'aspartame

Préparation

Laisser infuser la demi-gousse de vanille fendue dans 125 ml de lait écrémé bouillant.

Séparer le jaune et le blanc de l'œuf.

Battre le jaune. Verser dessus tout doucement le lait bouillant.

Cuire la crème anglaise en remuant à l'aide d'une cuillère en bois, jusqu'à ce que la crème nappe la cuillère.

Ajouter, hors du feu, les deux cuillerées à café d'aspartame.

Battre le blanc en neige très ferme.

Le faire cuire au micro-ondes dans un récipient ouvert contenant un peu d'eau pendant 30 secondes à 1 minute.

Égoutter le blanc sur du papier absorbant.

Déposer le blanc refroidi sur la crème anglaise.

Mettre au frais.

Flan au café

Temps de préparation : 10 minutes.

Cuisson : 5 minutes.

Ingrédients

- 100 ml de lait écrémé
- Extrait de café
- 1 feuille de gélatine
- Eau froide
- 1 cuillerée à café d'édulcorant en poudre

Préparation

Faire chauffer 100 ml de lait écrémé avec de l'extrait de café.

Faire tremper une feuille de gélatine dans de l'eau froide.

Bien égoutter.

La mélanger dans le lait chaud.

Ajouter l'édulcorant.

Verser dans un ramequin et faire prendre au réfrigérateur ou au congélateur pour plus de rapidité.

Recettes pour la phase d'éducation nutritionnelle et le niveau 1 200 kcal

Petit déjeuner ou dessert

Compote sans sucre ajouté

Temps de préparation : 10 minutes.
Cuisson : 10 minutes.

Ingrédients

- 150 g de fruits (pommes, poires, prunes, abricots, pêches, fraises, bananes...)
- Citron
- Cannelle
- Vanille en poudre
- 2 cuillerées à soupe d'eau
- Aspartame (facultatif)

Préparation

Laver, éplucher, couper en quartiers et citronner les fruits.

Dans une casserole contenant les deux cuillerées à soupe d'eau, la cannelle, la vanille en poudre..., faire réduire les fruits à couvert, en remuant de temps en temps.

Au bout d'une dizaine de minutes, la compote est cuite (les fruits s'écrasent facilement à la fourchette).

Selon les goûts, vous pouvez édulcorer votre compote en fin de cuisson.

Vous pouvez la déguster telle quelle ou la mixer.

La compote peut accompagner le laitage du petit déjeuner, mais aussi vos flocons d'avoine ou encore votre pain grillé.

Pomme au four

Temps de préparation : 10 minutes.
Cuisson : 20 minutes.

Ingrédients

- 1 pomme de 150 g
- 1 rondelle d'orange non traitée
- Le jus d'une orange
- 1 pointe de cannelle
- *Facultatif* : édulcorant résistant à la cuisson (acésulfame de potassium, cyclamate, saccharine)

Préparation

Préchauffer le four à 210° C (thermostat 7) pendant 10 minutes.

Laver la pomme.

Faire une entaille circulaire aux deux tiers de la hauteur.

Couper légèrement la base de la pomme pour qu'elle tienne sur la rondelle d'orange dont on laisse l'écorce. Déposer la pomme sur la rondelle d'orange dans un plat à gratin.

Arroser la pomme avec le jus d'orange éventuellement édulcoré. Saupoudrer d'une pointe de cannelle.

Faire cuire au four traditionnel 20 minutes. Vérifier la cuisson avec une pointe de couteau.

Mousse de poire à la sauce framboise

Temps de préparation : 15 minutes.

Ingrédients

- 1 petite poire (100 g)
- 50 g de fromage blanc à 0 % de matières grasses
- 50 g de framboises
- 2 cuillerées à café d'aspartame

Préparation
- Laver, éplucher et couper la poire en quartiers.
- La mixer avec le fromage blanc à 0 % de matières grasses et une cuillerée à café d'aspartame.
- Rincer les framboises. Les mixer avec une cuillerée à café d'aspartame.
- Présenter la mousse de poire nappée de coulis de framboise.
- Servir frais.

Fraises en sabayon

Temps de préparation : 15 minutes.
Cuisson : 10 minutes.

Ingrédients
- 100 g de fraises
- 2 cuillerées à café d'édulcorant supportant la cuisson (acésulfame de potassium, cyclamate, saccharine)
- 1 jaune d'œuf
- 1 cuillerée à soupe de yaourt à 0 % de MG

Préparation

Dans un petit plat à gratin, déposer les fraises coupées en deux.

Saupoudrer d'une cuillerée à café d'édulcorant supportant la cuisson.

Mélanger.

Monter un jaune d'œuf au fouet dans un bain-marie, en ajoutant progressivement une cuillerée à café d'édulcorant.

Lorsque le mélange est mousseux, le retirer du bain-marie et incorporer la cuillerée à soupe de yaourt à 0 %.

Verser cette crème sur les fraises.

Faire dorer au gril quelques minutes.

PENSER AUSSI :

- ✔ **aux salades de fruits frais ;**
- ✔ **aux brochettes, à passer ou non sous le grill au four ;**
- ✔ **aux fruits cuits en papillotes ;**
- ✔ **aux soupes de fruits ;**
- ✔ **aux fruits pochés...**

Recettes pour la phase d'éducation nutritionnelle et niveau 1 400-1 600 kcal

Produits céréaliers et légumineuses

Ces recettes contiennent chacune l'équivalent de 150 g de féculents cuits.

Risotto aux légumes

Temps de préparation : 15 minutes.
Cuisson : 30 minutes.

Ingrédients

- 1/2 oignon (50 g)
- 1 cuillerée à soupe d'huile d'olive + 1/2 cuillerée à soupe
- 30 g de riz cru
- Eau + bouillon de légumes
- Laurier
- 1/4 de poivron vert (30 g)
- 1 gousse d'ail écrasé
- 2 tomates
- Thym
- 50 g de champignons
- 10 g de haricots rouges crus
- 1/2 cuillerée à café de sauce soja
- Sel

Préparation

Émincer l'oignon. Le faire revenir dans 1 cuillerée à soupe d'huile d'olive, puis ajouter le riz cru. Mouiller d'eau et de bouillon de légumes.

Assaisonner et ajouter du laurier.

Faire cuire à couvert pendant 10 à 15 minutes selon le type de riz (se référer aux instructions figurant sur l'emballage).

Couper le poivron en lanières. Le faire revenir avec la gousse d'ail écrasée, les deux tomates pelées et coupées en quartiers et du thym dans la demi-cuillerée à soupe d'huile d'olive. Saler.

Ajouter les champignons émincés et les haricots rouges crus.

Laisser mijoter 10 à 15 minutes.

Dresser le riz sur un plat, garnir avec les légumes et ajouter la demi-cuillerée à café de sauce soja.

Tagliatelles au pistou

Temps de préparation : 10 minutes.
Cuisson : 10 minutes.

Ingrédients

- 40 g de tagliatelles
- 1 gousse d'ail
- 3 feuilles de basilic
- 1 cuillerée à soupe d'huile d'olive
- Sel, poivre

Préparation

Faire cuire les tagliatelles dans de l'eau bouillante salée pendant une dizaine de minutes selon le type de pâtes (se référer aux instructions figurant sur l'emballage).

Piler dans un mortier la gousse d'ail et les trois feuilles de basilic.

Lorsque le tout est réduit en pâte, verser petit à petit

la cuillerée à soupe d'huile d'olive en remuant avec une cuillère en bois. Saler et poivrer.

Mélanger la sauce au pistou aux tagliatelles.

Pommes de terre au four

Temps de préparation : 15 minutes.
Cuisson : 50 minutes.

Ingrédients

- 3 petites pommes de terre (150 g)
- 1 oignon (100 g)
- 1 tomate
- 1/2 cuillerée à café d'huile d'olive
- Sel, poivre

Préparation

Préchauffer le four à 240° C (thermostat 8) pendant 10 minutes.

Peler les pommes de terre et les couper en quartiers.

Peler et émincer l'oignon.

Plonger la tomate dans l'eau bouillante pendant une minute, la peler et la couper en six.

Mettre la demi-cuillerée à café d'huile d'olive dans un plat allant au four. Y mettre ensemble les pommes de terre, la tomate et l'oignon. Saler, poivrer.

Mettre au four et laisser cuire 50 minutes en remuant de temps en temps.

« Pizza » à la pomme de terre

Temps de préparation : 15 minutes.
Cuisson : 1 heure.

Ingrédients

- 3 petites pommes de terre (150 g)
- 1 cuillerée à café d'huile d'olive pour le plat
  + 1/2 cuillerée à soupe

– Oignons (100 g)
– 1 tomate (100 g)
– Origan
– Sel, poivre

Préparation

Préchauffer le four à 150° C (thermostat 5) pendant 10 minutes.

Peler les trois petites pommes de terre, les laver et les couper en rondelles de 3 à 4 mm d'épaisseur.

Les placer dans un petit plat à gratin légèrement huilé avec du papier absorbant.

Recouvrir d'une couche d'oignons émincés.

Peler et épépiner la tomate, écraser la pulpe et l'étendre sur la couche d'oignons. Saler et poivrer.

Arroser avec la demi-cuillerée à soupe d'huile d'olive et saupoudrer d'origan.

Mettre à four moyen environ 1 heure et servir chaud.

Idées d'associations de féculents et de légumes verts

En accompagnement d'une viande ou équivalent ou en plat principal :

– flageolets + haricots verts, salade verte...
– riz + ratatouille, chou vert, courgettes, coulis de tomates, endives braisées, brocoli...
– pâtes + champignons, épinards, coulis de tomates...
– pommes de terre + céleri (en purée), blettes, chou-fleur...

Idées de recettes avec des légumes secs

Ces recettes contiennent chacune l'équivalent de 150 g de féculents cuits.

Haricots blancs marinés

Temps de préparation : 10 minutes.
Cuisson : 2 heures 30 minutes.
Marinade : 2 heures.

Ingrédients

- 40 g de haricots blancs crus
- 50 g de carottes
- 1/2 oignon (50 g)
- 1 clou de girofle
- 1 bouquet garni
- 1 cuillerée à soupe d'huile d'olive
- Jus de citron
- Sel, poivre

Préparation

Mettre 40 g de haricots blancs crus dans une casserole d'eau froide non salée.

Faire chauffer et laisser cuire 15 minutes à partir de l'ébullition. Égoutter.

Remettre dans la casserole avec les rondelles de carottes, 1 demi-oignon piqué de clou de girofle et 1 bouquet garni.

Couvrir d'eau froide et cuire 2 heures à couvert. Saler et poivrer à mi-cuisson.

Égoutter et mettre dans un plat, arroser d'olive et de jus de citron.

Laisser mariner pendant 2 heures avant de les servir tièdes ou froids.

Curry de haricots rouges

Temps de préparation : 10 minutes.
Cuisson : 2 heures.

Ingrédients
- 40 g de haricots rouges crus
- 2 tomates (200 g)
- 1/2 oignon
- Ail
- Gingembre râpé
- 1/2 cuillerée à café de curry
- Sel, poivre

Préparation

Cuire dans une cocotte les haricots rouges crus recouverts d'eau froide pendant 1 heure 30 minutes, à couvert.

Faire revenir dans une poêle les deux tomates pelées et coupées en quartiers avec l'oignon, l'ail, le gingembre râpé, le curry, le sel et le poivre.

Laisser mijoter 30 minutes.

Ajouter cette sauce aux haricots rouges.

Flageolets à la menthe

Temps de préparation : 5 minutes.
Cuisson : 2 heures.

Ingrédients
- 40 g de flageolets crus
- 1/2 oignon
- 1 clou de girofle
- Laurier
- Quelques feuilles de menthe
- Thym
- Sel

Préparation

Porter à ébullition les flageolets crus. Ajouter le demi-oignon piqué du clou de girofle ainsi que du laurier.

Cuire 1 heure 30 minutes à 2 heures. Une demi-heure avant la fin de la cuisson, ajouter des feuilles de menthe, du sel et du thym.

Servir en saupoudrant de menthe hachée.

Purée de pois cassés

Temps de préparation : 10 minutes.
Cuisson : 1 heure 40 minutes.
Trempage : 2 heures.

Ingrédients

- 40 g de pois cassés
- 1 échalote (50 g)
- 1 cuillerée à café de graines de sésame
- Sel, poivre

Préparation

Faire tremper 40 g de pois cassés dans de l'eau froide pendant 2 heures.

Les mettre à cuire dans de l'eau froide. À ébullition, compter 1 heure 30 minutes de cuisson.

Entre-temps, faire blondir l'échalote et les graines de sésame.

Réduire les pois en purée.

Mélanger à l'échalote et au sésame.

Saler et poivrer.

Idées d'associations de féculents et de légumes verts

En salade composée :

– riz + tomates, concombre, laitue, batavia, fonds d'artichaut, endives, pousses d'épinard, germes de soja, radis, champignons... ;
– pâtes + champignons, poivrons vert, rouge et jaune, tomates, haricots verts, épinards... ;
– pommes de terre + tomates cerises, céleri branche, poireaux, endives... ;
– semoule de blé + tomates, feuilles de menthe, concombre, radis, poivrons grillés, carottes... ;
– pois chiches + chou blanc, carottes, tomates, céleri...

Idées d'accompagnements pour la phase d'équilibre alimentaire

Carottes sautées

Temps de préparation : 10 minutes.
Cuisson : 26 minutes.

Ingrédients

– 100 g de carottes
– 1 cuillerée à café d'huile d'olive
– 15 cl de bouillon de poulet dégraissé
– Échalote en poudre
– Sel, poivre

Préparation

Éplucher et couper en dés les carottes.

Les faire sauter pendant 30 secondes dans une cocotte contenant la cuillerée à café d'huile d'olive.

Baisser la puissance du feu et ajouter les 15 cl de bouillon de poulet dégraissé porté à ébullition. Saler et poivrer.

Couvrir et laisser cuire 25 minutes. Ajouter de l'échalote en poudre.

Purée d'oignons

Temps de préparation : 10 minutes.
Cuisson : 40 minutes.

Ingrédients

- 200 g d'oignons
- 250 ml (un quart de litre) de bouillon de volaille dégraissé
- Sel, poivre

Préparation

Éplucher et couper les oignons en quatre.

Les faire cuire pendant 30 minutes dans le bouillon de volaille dégraissé, saler et poivrer.

Égoutter et mixer les oignons. Laisser s'évaporer un peu d'eau sur feu doux.

Remarque :

- cette purée peut être servie avec une viande grillée ;
- à l'apéritif, vous pouvez tartiner des toasts avec de la purée froide.

Salade de betteraves et de carottes

Temps de préparation : 10 minutes.

Ingrédients

- 50 g de carottes
- 50 g de betteraves
- 125 g de germes de soja
- 1 cuillerée à café de jus de citron
- 1 cuillerée à soupe d'huile de colza
- Sel, poivre

Préparation

Éplucher et râper finement les carottes et les betteraves.

Égoutter les germes de soja en conserve ou les laver s'ils sont frais.

Assaisonner avec le jus de citron, la cuillerée à soupe d'huile de colza, du sel et du poivre.

Bien mélanger le tout.

Crevettes aux fèves

Temps de préparation : 20 minutes.
Cuisson : 8 à 10 minutes.

Ingrédients

– 125 g de fèves
– 100 g de crevettes roses cuites
– 1 cuillerée à café d'huile d'olive
– 1 cuillerée à café de menthe ciselée
– Sel, poivre

Préparation

Faire blanchir les fèves pendant 3 minutes dans de l'eau bouillante.

Retirer la pellicule qui les enveloppe en les pinçant.

Décortiquer les crevettes roses cuites.

Faire chauffer l'huile d'olive dans une poêle et faire revenir les fèves et les crevettes pendant quelques minutes.

Saler, poivrer, saupoudrer de menthe ciselée et servir rapidement.

Flan aux carottes

Temps de préparation : 10 minutes.
Cuisson : 50 minutes.

Ingrédients

- 100 g de carottes
- 1 œuf
- 60 ml de lait
- Persil haché
- Sel, poivre

Préparation

Préchauffer le four à 200° C (thermostat 6-7) pendant 10 minutes.

Cuire les carottes à la vapeur. Les mixer.

Battre l'œuf en omelette, ajouter le lait, le persil haché, du sel, du poivre.

Cuire au four pendant 30 minutes.

Petits pois à la parisienne

Temps de préparation : 10 minutes.
Cuisson : 45 minutes.

Ingrédients

- 50 g de carottes
- 1 petit oignon
- 1 clou de girofle
- 230 g de petits pois frais (afin d'obtenir 100 g de petits pois)
- 1 cuillerée à café d'huile d'olive
- 2 feuilles de laitue
- Ail en poudre
- Persil
- 1 cuillerée à soupe d'eau
- Sel, poivre

Préparation

Éplucher et couper les carottes en bâtonnets.

Peler le petit oignon, le piquer du clou de girofle.

Écosser les petits pois.

Dans une cocotte, faire revenir ensemble l'oignon piqué, les carottes, les petits pois, les feuilles de laitue, l'ail en poudre et le persil à l'huile d'olive. Salez, poivrez, ajoutez l'eau.

Couvrir et cuire 45 minutes.

Penser aux « tartines » en entrée

Par exemple :

- 2 tranches de pain complet, du fromage blanc assaisonné avec de l'ail en poudre, des fines herbes, du sel et du poivre, quelques rondelles de concombre et de tomate ;
- 1/6 de baguette, de la laitue, de l'oignon émincé, du jambon blanc en petits morceaux ;
- 1 tranche de pain de seigle complet (30 g), du fromage blanc assaisonné, des rondelles de radis, de concombre et 1 œuf dur ;
- 1 tranche de pain au levain (30 g), des feuilles de chêne, des carottes coupées en fines rondelles, de la tomate, et des miettes de thon.

Penser également aux salades composées

- Pilpil de blé/quinoa, dés d'emmental, salade romaine, fenouil, radis, orange.
- Fromage de chèvre, fèves, scarole, poivron vert, tomate, oignon, menthe fraîche.
- Dés de gouda, lentilles vertes, endives, pomme, salade trévise.

Remarque : vous pouvez aussi râper un peu d'emmental, de parmesan... sur les plats des recettes précédentes cuisant au four dès qu'une portion de fromage est autorisée dans votre menu-type de la journée.

QUE VAIS-JE MANGER ?

[illegible]

[illegible]

Les grands principes [illegible]

[illegible]

[illegible]

— Chapitre 7 —

ET MAINTENANT QUE VAIS-JE FAIRE ?

Vous avez perdu du poids... Félicitations ! Pour conserver votre nouvelle silhouette et votre belle santé, nous vous conseillons de calquer votre alimentation sur le modèle crétois.

Le régime crétois

Les Crétois présentent un faible taux de mortalité par maladies cardio-vasculaires. D'où l'idée, pour les scientifiques, de transposer les habitudes alimentaires de ces populations dans nos pays victimes de la « malbouffe ». En respectant la répartition conseillée des nutriments (protéines/glucides/lipides) et en limitant l'apport calorique global, on met au point un régime qui allie santé et minceur.

Les grands principes du régime crétois

Le régime crétois n'a rien d'un programme rigide. Il s'articule autour de grands principes énoncés ci-après.

Consommez des acides gras insaturés

Privilégiez la consommation d'acides gras insaturés, présents dans l'huile d'olive et de colza notamment, et limitez la consommation d'acides gras saturés, présents dans le beurre, la crème... et toutes les graisses solides.

Limitez votre consommation de produits d'origine animale

Les produits d'origine animale (viandes, beurre, crème fraîche, fromages, œufs...), mais aussi tous les aliments cuisinés ou industrialisés dans lesquels ils sont présents en quantité modeste ou plus conséquente, sont riches en acides gras saturés. Il paraît donc logique, pour éviter les conséquences fâcheuses dues à une consommation trop importante de ces graisses saturées, de restreindre son alimentation au niveau de ces produits néfastes au maintien de la qualité de nos artères.

Il faut savoir que toute viande contient de 2 à 35 g de lipides pour 100 g d'aliments et que, la plupart du temps, il ne s'agit pas de « bonnes graisses insaturées », mais de « mauvaises graisses saturées » !

Ne faites pas l'impasse sur les légumes, les fruits et les céréales

Source incomparable de vitamines, de sels minéraux, d'oligo-éléments, de fibres alimentaires, de fructose et d'antioxydants, les fruits jouent un rôle essentiel dans le maintien et l'amélioration de la santé.

Dans le cadre du régime crétois, ils doivent être consommés à chaque repas, à raison de trois fruits frais par jour.

Accordez-vous un verre de vin rouge par jour

Le vin contient des polyphénols, qui ont une forte action antioxydante. Absorbé quotidiennement, à petites doses, le vin – rouge principalement – réduit la mortalité coronarienne, fluidifie le sang et fait baisser le taux de cholestérol. Mais attention ! Le vin n'est pas un médicament. Les personnes qui, par goût, ne consomment pas de vin, ou encore les personnes risquant de devenir dépendantes, ne doivent pas s'astreindre à en consommer sous prétexte que le vin contient des substances excellentes pour la santé. Il faut aussi savoir que, consommé à l'excès, l'alcool augmente les risques de mort prématurée par cancer, accidents vasculaires, cérébraux et atteinte hépatique.

En Crète, le vin est consommé quotidiennement, en quantité très modérée.

Limitez vos apports caloriques quotidiens

La ration calorique globale de la population crétoise oscille entre 1 800 et 2 500 kcal par jour, ce qui est tout à fait acceptable pour des individus actifs.

Les médecins nutritionnistes conseillent un apport calorique quotidien réparti de la manière suivante :

- lipides : 30 % au maximum ;
- glucides : 55 % ;
- protéines : 15 %.

Spontanément, les Crétois adoptent une alimentation proche de ces proportions. De plus, les graisses qu'ils consomment font, en grande majorité, partie de la famille des lipides poly- et mono-insaturés, qui font baisser le taux de cholestérol et protègent contre les maladies cardio-vasculaires. Les acides gras poly-insaturés sont les nutriments de la membrane. Ils permettent sa fluidité et assurent ainsi les échanges de part et d'autre de cette membrane.

Il faut savoir que nous autres, Occidentaux, nous nourrissons très mal. Nous absorbons parfois 30 à 50 % de nos apports caloriques journaliers sous forme de lipides, en majeure partie saturés. Pas étonnant que nous soyons candidats aux maladies cardio-vasculaires, cancers et autres pathologies liées à une alimentation trop grasse. Même chose pour les glucides : nous ingérons, sans même nous en rendre compte, trop de sucres rapides.

Les Crétois consomment un maximum de fruits frais longuement mûris au soleil, des légumes frais cultivés sans engrais ni pesticides, des céréales non raffinées, riches en fibres, en micronutriments, peu de viande et un peu de poisson et de fromage.

L'alimentation crétoise permet de prévenir certaines maladies, dont les maladies cardio-vasculaires et le cancer : il aide au maintien du poids.

Le régime crétois en pratique

Son mode d'action

L'huile d'olive constitue l'un des piliers de la diète méditerranéenne. Sa richesse en acides gras mono-insaturés en fait un aliment particulièrement recommandable : on sait aujourd'hui que cette substance fait baisser le taux de mauvais cholestérol sans diminuer le bon.

Le régime crétois étant naturellement hypocalorique, il permet l'amincissement harmonieux et le maintien du poids de forme.

Ses avantages

Le régime crétois est savoureux ; on peut réellement se régaler tout en mangeant sainement. Toutes les idées reçues sur les lipides à fuir absolument dans le cadre d'un régime amincissant deviennent caduques. Il suffit de sélectionner ses matières grasses : très peu de lipides saturés, un peu de lipides poly-insaturés (que le corps ne peut fabriquer lui-même), beaucoup de lipides mono-insaturés.

On ne pèse ni ne mesure : ce programme constitue davantage un style de vie qu'un régime.

L'alimentation crétoise contient de nombreux aliments riches en substances antivieillissement (tomate riche en lycopène, raisin et vin riches en polyphénols, huile d'olive riche en vitamine E, légumes à feuilles vertes riches en lutéine...). Non seulement on vit mince, mais on vit vieux et en forme.

Sa richesse en fibres alimentaires en fait un ennemi de

la constipation (et de toutes les maladies corollaires d'une alimentation trop pauvre en fibres).

Les aliments à privilégier

- Légumes, fruits, céréales complètes et légumineuses.
- Huile d'olive et de colza.
- Un peu de poisson.
- De la viande deux fois par semaine.
- Des laitages maigres, du fromage de chèvre et de brebis.
- Un verre de vin rouge par jour si vous aimez.
- Des herbes du jardin : pourpier, ciboulette, thym, laurier, basilic, romarin, persil...

Pour être en bonne santé : comment reconnaître les aliments à privilégier ?

Manger sain... facile à dire ! Encore faut-il savoir quels aliments choisir. Voici des informations pour vous aider à viser juste dans la jungle des rayons et étals !

Apprenez à lire les étiquettes

- **Les mentions communes à tous les produits (sauf fruits et légumes frais, pain, vin, coquillages vivants, vinaigre nature...)**

Pour les produits « diététiques » (ou si l'étiquetage indique « riche en... », « source de... », « allégé en... »), il s'agit d'une allégation nutritionnelle, un tableau indiquant la valeur nutritionnelle du produit est obligatoire.

Ce tableau doit au minimum préciser la valeur énergétique (en kjoule ou en kcalorie) apportée par 100 g de produit et, éventuellement, par portion. Il doit aussi indiquer la quantité (en grammes) de protéines, lipides et glucides. Dernier point : s'il est indiqué sur l'emballage

« source de calcium » (par exemple), ce tableau doit indiquer la quantité de calcium contenue dans le produit.

D'autres allégations existent, par exemple « pur » (pour l'huile, le miel), « frais » (fabriqué depuis moins de trente jours, donc réfrigéré ou pasteurisé), « à l'ancienne », « au naturel » (traitement léger, sans additif), « nouveau » (valable un an, avec précisions de ce qui a changé)...

• **Les additifs et les arômes**

Certains produits contiennent des arômes et des additifs : ce sont des substances utilisées en très petite quantité qui permettent d'améliorer le goût, l'aspect (couleur, consistance...) et la conservation. Les arômes peuvent être naturels, naturels identiques (c'est-à-dire que l'arôme naturel a été copié, puis synthétisé) ou artificiels.

Dans la liste des ingrédients figurent la nature de l'additif (colorant...), le nom de l'arôme (vanille...) ou le symbole européen (d'où le « E » !) : E suivi de trois chiffres.

Le premier chiffre correspond à une catégorie d'additifs :

– E1 : colorants ;
– E2 : conservateurs ;
– E3 : antioxydants ;
– E4 : émulsifiants, stabilisants, épaississants et gélifiants.

Il existe des classements d'additifs en fonction de leur impact sur notre santé. En effet, certains peuvent provoquer des allergies chez les personnes sensibles (souvent les personnes déjà allergiques à l'aspirine) : maux de tête, urticaire, asthme, eczéma, fatigue... Si c'est votre cas ou celui d'un de vos proches, soyez vigilant(e) en lisant les étiquettes.

- **Les labels**

Un label est un signe officiel d'identification de la qualité ou de l'origine d'un produit. Le Label Rouge garantit un niveau de qualité supérieur. Le Certifié Atout Qualité assure que le produit, son mode de fabrication ou son origine est conforme au cahier des charges. Le label agriculture biologique (AB) prouve une obligation de moyens et non de résultats.

Certaines marques inventent des logos ressemblant à des labels. Mais ce sont des outils marketing et non des labels officiels.

D'autres labels sont régionaux, comme les appellations d'origine contrôlée (AOC) (les lentilles vertes du Puy...).

- **Les produits « diététiques et de régime » ou « destinés à une alimentation particulière »**

Ces produits ont une composition particulière qui correspond aux besoins de certaines catégories de personnes (enfants, femmes enceintes, sportifs, personnes âgées, personnes souhaitant contrôler leurs apports caloriques...).

Un produit « diététique » ne fait donc pas forcément maigrir ! Certains apportent même beaucoup de calories, comme les boissons hyperénergétiques pour les sportifs. La mention « ce produit est destiné aux... » est obligatoire.

Les substituts de repas doivent réglementairement apporter entre 200 et 400 kcal, 25 à 50 % de protéines, au maximum 30 % de lipides et un certain pourcentage de vitamines et de minéraux.

Les valeurs nutritionnelles

- **Les rayons du supermarché passés au crible**

Les tableaux qui figurent ci-dessous regroupent les valeurs nutritionnelles (par portion habituelle et pour 100 g) de certains aliments/produits. Ils vous permettront d'avoir un ordre de grandeur et de faire des comparaisons.

À SAVOIR

✔ **Il faut systématiquement lire les étiquettes et les comparer entre elles (produit allégé/produit classique).**

Rappel
– 1 g de protéines et 1 g de glucides = 4 kcal.
– 1 g de lipides = 9 kcal.
– 1 g d'alcool : 7 kcal.
– 1 morceau de sucre = 5 g de glucides.

Pain et produits céréaliers

Tableau 1. Petit déjeuner.

	Pain complet (1 tranche)		**Pain de mie complet (1 tranche)**		**Flocons d'avoine**		**Céréales allégées « F »**		**Céréales allégées « S »**	
Poids (g)	15	100	36	100	40	100	40	100	40	100
kcal	35,8	239	83	230	**154**	**385**	**144**	**360**	**148**	**370**
P (g)	1,2	8	25	69	5,6	14	3,2	8	6	15
L (g)	0,18	**1,2**	1,1	**3**	2,8	7	0,6	1,5	0,5	1,25
G (g)	7,35	49	16	44,4	26,8	67	31,5	78,7	30	75
Remarques	Ingrédients : farine complète, eau sel, levure		Pain de mie : souvent peu lisible		Index glycémique moyen		Index glycémique élevé			

REMARQUE GÉNÉRALE

✔ **Dans les tableaux 1 à 6 (de la page 192 à 198), les notions importantes à comparer sont indiquées en gras.**

Remarque sur l'index glycémique : quand nous ingérons un aliment contenant des glucides (sucres), notre glycémie (taux de sucre dans le sang) augmente. Plus l'index glycémique de l'aliment est élevé, plus elle monte vite et haut. Le corps sécrète alors beaucoup d'insuline, une hormone, ce qui favorise le stockage des graisses et entraîne une hypoglycémie à l'origine de la sensation de faim. Il faut donc favoriser les aliments à index glycémique bas (pains et céréales complets, au son ou aux céréales, légumes secs...) et les associer à des légumes, car leur richesse en fibres ralentit l'absorption des glucides.

– Le mode de préparation et de cuisson agit aussi : moins un aliment est broyé et cuit, plus son index glycémique est bas.
– Enfin, il est préférable de consommer l'aliment glucidique au cours d'un repas, plutôt qu'en grignotage isolé. Le repas, apportant des protéines et des lipides, permet de limiter l'augmentation de la glycémie.
– Les céréales allégées ont quasiment la même valeur nutritionnelle que des flocons d'avoine (riches en magnésium, phosphore et zinc). Or, elles ont un index glycémique supérieur. Cela signifie qu'elles ne vous rassasieront pas autant et que vous aurez faim en fin de matinée.
– Méfiez-vous de certaines allégations qui figurent sur certains emballages. Ainsi, sur celui d'une brioche « allégée », il est écrit : « seulement 9 % de matières grasses ». Or, le taux de matières grasses a été peu réduit, comparé à une brioche de boulangerie, qui contient 16 % de matières grasses.
– En termes de graisses, 2,5 tranches de brioche allégée sont équivalentes à :
  • 1,5 tranches de brioche de boulangerie,
  • 4 tranches de pain complet beurrées,
  • 9 g de lipides.

Produits pour l'apéritif et le goûter

Tableau 2. Gourmandises.

	Chocolat noir (1 grand carré)		**Chocolat allégé (1 grand carré)**		**1 biscuit au chocolat « T »**		**2 biscuits allégés au chocolat**		**1 biscuit à l'abricot**		**1 biscuit allégé à l'abricot « T »**	
Poids (g)	7	100	7	100	18,5	100	16	100	12,5	100	12,5	100
kcal	**37**	**529**	**39,55**	**565**	90	486	67	418,7	89	712	90	720
P (g)	0	0	0,7	10	1	5.4	1	6,25	0,9	7,2	0,9	7,2
L (g)	2,1	**30**	2,96	**42,3**	3.7	20	1,8	11,25	**0,5**	**4**	**1,9**	**15,2**
G (g)	4,4	63	2.52	36	13,2	71	11,5	71,9	20,3	162	17,3	138

- Il faut savoir que le chocolat allégé pour diabétique est inintéressant car les glucides ont été remplacés par des lipides, plus caloriques.
- Les biscuits, même « allégés », consommés en plus de l'alimentation habituelle, peuvent entraîner une prise de poids si l'activité physique n'est pas modifiée car la balance énergétique est alors déséquilibrée. Il en est de même pour les chips et les croûtons allégés. Quant aux cacahuètes grillées, elles n'ont perdu que très peu de lipides en grillant à sec.
- Le chocolat au lait a quasiment la même valeur nutritionnelle que le chocolat noir.
- Les édulcorants sont des molécules ayant un goût sucré, d'origine naturelle (sucre, sirop, miel...) ou de synthèse (aspartame, saccharine...). Nous en trouvons dans les yaourts allégés, les chewing-gums sans sucre, les boissons *light*... ils n'ont pas tous la même valeur nutritionnelle : certains apportent très peu de calories (saccharine, aspartame et acésulfame de potassium), d'autres beaucoup plus (fructose, polyols, miel, lactose, maltose). Le fructose est un faux ami dans le cadre d'un régime amincissant :

malgré un index glycémique plus bas que le sucre blanc et un pouvoir sucrant supérieur, il apporte autant de calories. Nous pouvons en trouver dans certaines confitures et chocolats « allégés ».

Boissons

Tableau 3. Les sodas.

	Cola (1 cannette)		Cola *light* (1 cannette)		Boisson gazeuse à l'orange light (1 cannette)	
Poids (g)	330	100	330	100	330	100
Kcal	148	44,8	1	0.3	23	6,9
P (g)	0	0	0	0	0	0
L (g)	0	0	0	0	0	0
G (g)	37	11,21	0	0	5,8	1,76

- **À noter :** la consommation de soda n'est pas souhaitable. Si toutefois vous avez l'habitude d'en boire, préférez la version *light.* Sachez que, même sans sucre, les boissons *light* entretiennent l'attirance pour le sucré et augmentent l'insulinémie. Consommez-les plutôt lors d'un apéritif ou en accompagnement d'un repas.
- De plus, toutes les boissons *light* ne se valent pas. Ainsi, une boisson gazeuse à l'orange *light* contient 75 % de sucre de moins que la boisson classique, mais en contient encore 6 g par cannette de 33 cl (soit 18 g au litre, ce qui équivaut à quasiment quatre morceaux de sucre).

Fruits

Tableau 3. Les pommes.

	Pomme		**Compote de pommes allégée en sucre**		**Compote de pommes sans sucre ajouté**	
Poids (g)	150	100	100		330	100
Kcal	73	**48,7**	**74**		57	17,3
P (g)	0,4	0,3	0,3		0	0
L (g)	0,4	0,3	0,5		0	0
G (g)	17,3	11,5	**17**		14	**4,2**

La mention « sans sucre » ne signifie pas qu'il n'y a pas de glucides dans le produit mais qu'il n'en a pas été rajouté. Ainsi, une compote sans sucre ajouté contient 14 g de glucides par pot de 100 g. Sa consommation permet de varier les desserts mais une compote de fruits aura toujours un index glycémique plus élevé que le fruit entier car la peau a été retirée et le fruit a été cuit puis broyé.

Les confitures riches en fruits et allégées en sucre, lorsque celui-ci n'est pas remplacé par du fructose, sont intéressantes.

Épicerie

Tableau 4. Les huiles végétales.

	Huile d'olive (1 cuillerée à soupe)		**Huile de colza (1 cuillerée à soupe)**	
Poids (g)	10	100	10	100
Kcal	90	900	90	900
P (g)	0	0	0	0
L (g)	10	100	10	100
G (g)	0	0	0	0
Remarques	Riche en acides gras mono-insaturés		Riche en acides gras poly-insaturés oméga-3	

À SAVOIR

- **L'huile de paraffine provient de dérivés minéraux extraits du pétrole et empêche l'absorption de certaines vitamines (A, D, E...). Elle n'est pas digérée par l'organisme, ce qui peut provoquer une accélération du transit intestinal.**
- **La vinaigrette allégée contient 60 % de calories en moins que la vinaigrette classique. Il en est de même pour la mayonnaise allégée, qui a perdu plus de 50 % de lipides.**

Les produits diététiques

Les substituts de repas sont idéaux quand vous n'avez pas le temps de prendre un repas complet. Ils sont enrichis en vitamines et minéraux et se dégustent rapidement. Le choix varie selon vos envies : salades, barres...

Les produits frais

Tableau 5. Beurres, crème fraîche et spécialité laitière.

	Beurre		**Beurre allégé à 41 %**		**Crème fraîche à 15 % de MG**	**Spécialité laitière à base de crème à 5 % de MG**
Poids (g)	10	100	10	100	100	100
Kcal	73,8	738	39,9	399	164	82
P (g)	0	0	0,7	7	4	3
L (g)	8,2	82	4,1	41	15	5
G (g)	0	0	0	0	3,3	6,3
Remarques	Plus le taux de lipides est élevé, plus le beurre contient de vitamine A				Riche en acides gras saturés	

Tableau 6. Yaourt et crème dessert.

	Yaourt nature à base de lait écrémé		Yaourt à 0 % MG aux fruits « S »-/b		Yaourt à 0 % aux fruits « W »-/b		Crème dessert allégée au chocolat « S »-/b		Crème dessert allégée au chocolat « T »-/b		Crème dessert allégée au chocolat « L »
Poids	125	100	125	100	120	100	125	100	125	100	100
Kcal	**58**	46,4	**57**	45,6	**89**	71,2	100	80	110	88	159
P (g)	5,2	4,16	5,4	4,32	5	4	5,3	4,24	4,3	3,44	5,2
L (g)	1,2	0,96	0	0	0,1	0,08	2	1,6	1,1	0,88	**6,8**
G (g)	6,3	5,04	7,2	5,76	**16,8**	14	17,4	13,9	30,8	24,6	**19,2**

– Certains produits sont allégés en lipides, mais pas en glucides (et *vice versa*). Certaines marques prônent en effet les produits sans édulcorants. *Il faut bien lire les étiquettes, car les marques de produits allégés ne se valent pas toutes.*
– Les yaourts classiques au bifidus, à l'ancienne, dans les pots en verre et les crèmes de yaourt sont fabriqués à partir de lait entier et parfois avec de la crème. Ils contiennent au moins 3,5 g de lipides pour 100 g soit au moins 4,4 g par pot. Ces lipides d'origine laitière donc riches en acides gras saturés sont à consommer avec parcimonie.
– Certaines crèmes desserts ou desserts allégés peuvent être consommés occasionnellement pour se faire un petit plaisir, mais entretiennent l'attirance pour le sucré. Bien comparer la valeur nutritionnelle car certains produits affichent un faible apport énergétique avec moins de 100 kcal pour 100 g, et d'autres avec presque 160 kcal. Une crème dessert traditionnelle peut apporter 240 kcal, avec plus de 16 % de lipides. Certains fabricants indiquent sans scrupule « juste

6,8 % de matières grasses » sur l'emballage d'une crème dessert « allégée », alors que ce pourcentage reste très élevé (une yaourt nature contient 1 % de lipide)

- La teneur en lipides d'un fromage est calculée sur la matière sèche. Par exemple, un fromage blanc contient 80 % d'eau (donc 20 % de matière sèche). S'il est à 40 % de lipides, la teneur totale en lipide sera de (20 x 40) : 100 = 8 g pour 100 g. Il faut donc regarder la teneur en matière sèche des fromages pour connaître leur teneur en lipides. Les fromages allégés (attention au goût qui peut être fade) peuvent être consommés car la teneur en calcium n'est pas liée à celle des lipides, et la diminution du taux de lipides n'est pas « compensée » par une augmentation du taux de glucides. Ce qui est le cas des spécialités laitières à base de crème légère à 5 % de matières grasses, qui restent tout de même intéressantes du point de vue calorique.
- Les plats cuisinés allégés, qui ont une teneur en protéines trois fois plus élevée que celle des lipides, peuvent dépanner ponctuellement.
- Il est souhaitable de choisir des aliments simples, qui ne vous piégeront pas avec des sucres et des graisses cachés et des allégations à la limite de la tromperie.

Traquez les sucres et les graisses cachés

Même si vous avez la volonté de ne pas passer dans les rayons riches en tentations (confiseries, biscuits...), vous pouvez quand même vous faire piéger.

- **Les sucres cachés**

Quand nous parlons de glucides (sucres), nous pensons immédiatement au sucre blanc que nous mettons dans les yaourts et qu'il est souhaitable de limiter. Mais en réalité, nous trouvons du sucre dans des aliments dont nous ne soupçonnons pas qu'ils en contiennent.

Outre dans les féculents, les fruits et, dans une moindre mesure, les légumes et les laitages, qui contiennent des glucides intéressants, nous trouvons des glucides dans :

- certaines boissons alcoolisées, comme la bière, le Porto, le vin blanc et le cidre doux, les liqueurs et le punch ;
- les confiseries et le chocolat, le miel, la confiture/gelée, les glaces, les pâtisseries, les desserts lactés sucrés, les viennoiseries (croissants...), les pâtes de fruits, d'amande, le nougat, les fruits au sirop ;
- les plats cuisinés salés à base de féculents : lasagnes, raviolis, hachis Parmentier, paella, chili con carne, couscous, soufflé, pizza, flans, quiches et tartes ;
- certaines sauces salées ! la béchamel, la sauce blanche, la sauce aux champignons du commerce ;
- le ketchup (26 % de glucides) ;
- les chips et les biscuits apéritifs ;
- les potages du commerce (ils sont aussi parfois riches en lipides). Les valeurs nutritionnelles peuvent aller du simple (63 kcal) au triple (200 kcal), voire plus selon le potage. Pour comparer : un bol de potage maison poireaux/pommes de terre apporte 51 kcal. Si vous êtes amené à acheter un potage industriel, il faut veiller à ce que sa valeur calorique soit la plus basse possible ;
- le poisson pané et les beignets.

• **Les graisses cachées**

Il existe les graisses (visibles) d'assaisonnement, de cuisson et pour les tartines du matin. Vous pouvez les quantifier. Mais les graisses entrent aussi dans la composition naturelle de certains aliments, ce sont les graisses cachées que l'on retrouve dans :

- la viande (10 %) ;

– la charcuterie (jusqu'à 56 % pour le salami) ;
– les œufs (11 %) ;
– le fromage (22 %) ;
– les fruits oléagineux (avocat 14 %, olive noire 30 %, cacahuète 50 %, amande 53 %...).

De même, nous en trouvons dans les plats transformés, comme les plats cuisinés industriels.

Pour vous aider, nous avons dressé une liste non exhaustive des produits riches en lipides cachés (et parfois riches en glucides), et leur teneur pour 100 g et par portion (*cf.* tableau 7).

Tableau 7. Les produits riches en lipides cachés.

Produits	Teneur pour 100 g	Teneur par portion (portion en g)
Tarama	63	31,5 (50)
Chips	40	12 (30)
Nems	7	10,5 (150)
Pizza jambon/fromage	7,5	26,2 (350)
Préparations à base de lard, gratinées : gratin dauphinois, hachis Parmentier, lasagnes...	Environ 10	250 (25)
Mayonnaise (avec la macédoine de légumes), rémoulade (avec le céleri), tartare, béarnaise, aïoli	80	12 (15)
Frites	20	20 (100)
Frites au four	8	8 (100)
Pâte brisée ou feuilletée	20	Selon le plat

Produits	Teneur pour 100 g	Teneur par portion (portion en g)
Crème glacée au chocolat	6,4	8 (125)
Beignets	13	6,5 (50)
Tiramisu	20	18 (90)
Éclairs	10,6	10,6 (100)
Viennoiseries	17	Dépend de la viennoiserie
Pâte à tartiner aux noisettes	30	4,5 (15 g)

On peut aussi inclure dans cette liste tous les plats : vol-au-vent, bouchée à la reine, quiche, friand, tarte, chausson, galette des rois, mille feuilles...

Le choix des aliments

• **Attention au morceau et à la fraîcheur !**

La viande, consommée chaque jour, doit être bien choisie. Les différents morceaux d'un même animal peuvent être soit maigres, soit gras, comme l'illustre le tableau 8.

Tableau 8. Le choix de la viande.

Viande	Morceaux maigres
Bœuf	Filet, faux-filet, rumsteck, tende de tranche, bavette, jarret
Porc	Filet, jambon blanc découenné dégraissé
Veau	Escalope, jarret
Produits tripiers	Tripes, foie, cœur
Dinde	Escalope, blanc, « jambon »
Poulet	Blanc, escalope, « jambon »

Certains poissons sont maigres :
– colin ;
– cabillaud ;
– merlan ;
– sole ;
– églefin ;
– carrelet...

D'autres sont gras :
– saumon ;
– maquereau ;
– thon ;
– chinchard ;
– alose ;
– hareng ;
– sardine...

Quoi qu'il en soit, un poisson gras est toujours plus maigre qu'une viande maigre.

– Certaines denrées sont plus fragiles que d'autres, et ont besoin d'être conservées à une certaine température. Si cette dernière est franchie, le développement des bactéries s'accélère et peut détériorer la denrée. Afin d'éviter cela, terminez vos courses par les produits placés aux rayons frais (produits laitiers frais, viandes, plats cuisinés...) et les surgelés, et placez-les dans un sac isotherme.
– Quelques pistes vous permettent de vérifier que la chaîne du froid n'a pas été rompue : concernant les surgelés, la présence de paillettes de glace ou un emballage gondolé sont des signes d'une décongélation, puis d'une recongélation.
– Un poisson frais a une odeur légère, agréable. Il est brillant, avec des reflets irisés. Il est ferme, sans sécrétions. Les écailles et la peau adhèrent bien. L'œil est vif et brillant. Les branchies sont humides et roses ou rouge sang. L'abdomen n'a pas de taches et n'est ni gonflé ni affaissé.

– Choisissez les produits dont les emballages sont propres (pour éviter une contamination) et intacts (une boîte de conserve bombée ou abîmée peut être le siège d'une prolifération bactérienne).

• **Au fil des saisons**

Consommez chaque jour des fruits et des légumes de saison pour éviter un temps de transport trop long. Ainsi, leur valeur nutritionnelle est mieux préservée et ils sont moins chers

De plus, ils n'ont pas subi de mûrissement accéléré sous serre : cela évite qu'ils soient gorgés d'eau, fades, et avec une valeur nutritionnelle médiocre.

Enfin, consommer les fruits et légumes de saison, c'est faire évoluer son alimentation au fur et à mesure de l'année. Pensez à varier vos recettes pour que vos repas soient tous les jours un plaisir, sans cesse renouvelé.

Si toutefois vous ne pouviez pas acheter de fruits et de légumes frais, pensez aux surgelés. Il est préférable de consommer un légume surgelé qu'un légume frais laissé pendant deux semaines dans le bac à légumes du réfrigérateur (il a perdu quasiment toutes ses vitamines).

Les fruits et légumes issus d'agriculture biologique sont cultivés au rythme des saisons. Cela peut vous guider dans le choix de vos fruits et légumes frais. Ce qui n'est pas le cas des autres fruits et légumes qui sont sur les étals toute l'année (fraises en décembre !).

Références bibliographiques

Remarque : les références bibliographiques, non exhaustives, énoncées ci-après, ont pour objectif de vous apporter un véritable apport scientifique sur l'intérêt et l'innocuité des programmes hypocaloriques protéinés.

* *
*

La cure de diète protéique dans le traitement de l'obésité

A. Scheen, M. Scheen-Lavigne, A. Luyckx
Revue médicale de Liège, 1980 ; 35 : 477-89

Objectif : tester l'efficacité et rechercher les effets secondaires d'une diète protéique (DP) et les bénéfices de l'indanorex Dietor® dont les résultats ne sont pas rapportés ici.

Méthode : revue de 39 articles, présentation de la théorie et de l'historique de la DP.

Après 2 à 3 jours d'équilibre alimentaire (à 200 kcal/j) et quelques jours à 800 kcal/j, 30 obèses (40 % d'excès de poids) ont suivi une DP en milieu hospitalier, pendant 13 jours (300 kcal/j : 70 g/j de protéines 50 mg de Na, 80 mg de K, 800 mg de Ca et de P par jour, vitamines (100 % AJR) et Aldactone® en cas d'inversion du rapport Na/K urinaire).Quinze d'entre eux ont reçu (après randomisation) de l'indanorex Dietor®, les autres ont reçu du placebo.

Le retour à l'équilibre s'est fait progressivement (1 000 à 1 200 kcal/j à 3 semaines).

Mesures : anthropométrie, bilan hormonal, biopsie du

tissu adipeux, bilan lipidique, glycémie, ionosanguin et urinaire, réserve alcaline (bicarbonate de sodium), transaminases, créatininémie, cétonurie, insulinémie, glucagon, aldostérone, bilan azoté.

Résultats : en moyenne les hommes ont perdu 9,03 kg et les femmes 6,95 kg (différence non significative), il n'y avait pas de corrélation ni entre les résultats des biopsies du tissu adipeux et la perte de poids ni entre cétose et satiété.

L'insulinémie et la glycémie se sont normalisées au 17e jour.

Le bilan lipidique s'est amélioré : - 26 % de cholestérol, - 35 % de triglycérides, - 22 % de lipides totaux.

L'acide urique a augmenté : + 9 %, obligeant la prise d'allopurinol chez 10 patients.

Le rapport Na/K urinaire était inversé avec une hypokaliémie chez 5 patients.

La calcémie est restée stable ainsi que les transaminases.

Un an après la fin de l'étude, 26 patients ont été revus : ils présentaient un taux de succès (pas de reprise de poids) de 60 %, indépendamment de la biopsie.

Conclusion : la diète protéique est efficace et sa tolérance excellente sous réserve d'une surveillance médicale rigoureuse.

* *
*

Le régime protéique

D. Rekassa, R. Paschal, C. Peyrotte *et col. et al.*

Jeûne compensé d'épargne protéique (PSMF) ou diète protéinée cétosée

Technique et résultats d'une étude effectuée sur 200 curistes obèses rhumatisants au centre diététique thermal de Gréoux-les-Bains

Diététique et médecine, 1991 ; 1 : 1-6

Contexte : les complications mécaniques de la prise de poids justifient l'intégration du conseil diététique à la consultation de rhumatologie (il concerne 30 % des curistes et consultants en rhumatologie (service du Pr Roux).

Les régimes classiques présentent un taux d'échec si important que s'est imposée l'idée du PSMF au centre de Gréoux.

Méthode : sur les 200 curistes ayant suivi un PSMF entre 1989 et 1990 (dont 96 % ont réduit l'excès pondéral), 75 ont été inclus dans le protocole (1,2 à 1,5 g de protéines/kg/j de poids idéal, 100 % des AJR en vitamines, 2 g NaCl, 50 mEq de potassium, calcium et magnésium ; sophrologie, balnéothérapie) et une surveillance (biologique et médicale). Ils ont suivi le régime pendant 7 à 14 jours, puis afin d'éviter le phénomène de rebond, une phase de transition de 10 jours par kilo perdu a été prévue.

Résultats : la perte de poids moyenne sur 10 jours était de 4,8 kg.

Au bout de un an, les 50 patients (sur 75 au départ) qui ont suivi la phase de transition ont présenté un taux de maintien du poids de 80 % (± 1 kg).

Il n'y avait pas d'effets secondaires sérieux.

12 % ont repris moins de 50 % du poids perdu et 8 % en ont repris plus.

Au bout de 2 ans, 28 % étaient perdus de vue, 52 % ont maintenu le poids, 12 % ont repris moins de 50 % et 8 % ont repris plus de la moitié du poids perdu.

Au total sur 2 ans, il y a 64 % de bons et très bons résultats.

Conclusion : le PSMF est efficace et exempt d'effets secondaires sérieux sous surveillance médicale et rééducation du comportement alimentaire.

* *
*

Les effets des régimes normo-lipidiques, *versus* riches et moyennement riches en protéines, sur le poids de personnes en surcharge pondérale : une étude randomisée sur 1 an

Due A., Toubro S., Skov A.R., Astrup A.
"Int J Obes Relat Metab Disord" 2004 oct. ; 28 (10) : 1 283-90

Résumé : 50 sujets, d'IMC allant de 26 à 34 kg/m^2, âgés de 19 à 55 ans, ont été randomisés en 2 groupes : teneur en protéines élevée (HP : 25 % des calories) ou normale (NP : 12 % des calories), les lipides comptant pour 30 % des calories. Un groupe témoin a été inclus et suivi, *ad libitum,* sans conseil diététique et est décrit ailleurs.

Pendant 6 mois, les sujets devaient se servir, *ad libitum*, exclusivement dans un magasin informatisé de 50 m^2, monté *ad hoc* au service de nutrition, achalandé par 900 types d'aliments. Les aliments étaient tous enregistrés (code barre) par un diététicien qui faisait des échanges en fonction de la teneur voulue en macronutriments, la teneur en calories n'était pas communiquée aux patients.

Après cette éducation nutritionnelle, les sujets ont continué pendant 6 mois à suivre leur régime en ambulatoire, aidés par des conseils nutritionnels deux fois par mois, l'excrétion urinaire d'azote servant de confirmation de l'adhésion au régime. Ils ont été revus un an après ces deux périodes. À 24 mois, le taux d'abandon était élevé (HP 56 %, MP : 76 %) et ne présentait pas de différence significative ; la différence de teneur en protides était toujours significative entre HP et MP ($p < 0,0001$) bien qu'elle tendait à diminuer.

À 6 mois le groupe HP a perdu 3,5 kg de plus ($p < 0,005$) que MP. En revanche, à 12 mois la reprise du poids était supérieure dans le groupe HP ($p < 0,005$) mais la différence de poids perdu par rapport à la base n'était plus significative. Ce constat a été réitéré 12 mois plus tard malgré une perte de moyenne de 6,4 kg (HP) *versus* 3,2 kg (MP). Cependant, 18 % du groupe HP a perdu plus de 10 kg alors qu'aucun n'a atteint ce résultat dans le groupe MP. Le tour de taille, le rapport taille-hanches et la teneur en tissus adipeux intra-abdominal étaient moindre à 24 mois (p < 0,01) dans le groupe HP.

Conclusion : un régime, comportant 25 % des calories en protides, favorise la perte de poids et a des effets favorables sur le tissu adipeux abdominal. Il ne favorise pas une reprise de poids.

* *
*

Les régimes à très basses calories dans le traitement de l'obésité

B. S. Kanders and G. L. Blackburn

Very-Low-Calorie Diets for de Treatement of Obesity

Chap. 11 (pp. 197-216) in "Obesity Phathophysiology Psychology and Treatement", Chapman and Hall, 1994.

Objectif : revue de 101 articles présentant l'histoire, la pratique (dont les critères d'inclusion et d'exclusion), les effets secondaires et l'efficacité des régimes à très basses calories d'épargne protidique.

Plus de 15 millions de personnes ont suivi ce type de régime dans le monde depuis plus de 60 ans avec des modalités variables : typiquement 400 à 800 kcal/j avec 1,2 à 1,5 g de protéines par kg de poids idéal (45 à 100 g) et de faibles quantités de glucides (moins de 100 g/j), soit sous la forme de poudre ou d'aliments protéiques maigres et de compléments alimentaires ; suit ensuite une phase de transition avant un retour à l'équilibre alimentaire

Résultats : les femmes perdent 1,5 kg/semaine et les hommes 2 kg pour un total moyen de 23 kg. La première semaine voit une perte de 5 kg due à la natriurèse accrue, il est acceptable que 25 % du poids perdu soit de la masse maigre. La moitié des patients ne termine pas le régime, à 18 mois 30 % des patients stabilisent leur poids et, en moyenne, ils conservent 50 % à 65 % de la perte de poids.

Conclusion : sous surveillance médicale, ce type de régime est sans risque et efficace avec une perte de 18 à 20 kg en 12 à 16 semaines. Dans de nombreux cas, les paramètres biologiques et cliniques (dyslipidémie, diabète, hypertension, état psychique) seront normalisés ou améliorés. Malheureusement, à 5 ans moins de 5 % des patients vont conserver un poids inférieur au poids initial.

* *
*

Le traitement multidisciplinaire de l'obésité par un jeûne d'épargne protidique : les résultats chez 668 patients en ambulatoire

A. Palgi, J. L. Read, I. Greenberg, Hoefer M. A., B. R. Bistrian, G. L. Blackburn

Multidisciplinary treatment of obesity with a protein sparing modified fast : results in 668 outpatients

"American Journal of Public Health" 1985 ; 75 : 1 190-4

Méthode : 668 patients obèses (dépassant leur poids optimal de 71 %) ont suivi en ambulatoire un régime cétogène d'épargne protidique à très basses calories (< 800 kcal) pendant 17 ± 12 semaines (avec un suivi de maintien pendant 9 ± 17 semaines). Ils ont, en même temps, suivi une éducation diététique ainsi qu'une psychothérapie comportementale et de l'exercice.

Résultat : la perte de poids moyenne à la fin de la phase stricte était de 21 ± 13 kg et de 19 ± 13 kg à la fin de la phase de maintien. La tension artérielle systolique, diastolique et la triglycéridémie ont baissé de manière significative chez les hommes et les femmes.

Conclusion : le succès était meilleur chez les patients les plus lourds, ceux qui ont adhéré le plus longtemps à la phase la plus restrictive et ceux qui ont suivi la phase de maintien sur le plus long terme.

* *
*

Les diètes protéiques

J. Fricker
Diabète et diététique, 1995 ; 13 : 6-8

Présentation : panorama des diètes protéiques par le Dr Fricker qui conclut à l'innocuité des formules de bonne qualité biologique (1,5 g de protéines par kg de Poids IDEAL) lorsque les contre-indications sont respectées, avec un suivi médical et une complémentation adéquate (au moins 100 % des AJR de vitamines, potassium et une cuillerée à café d'huile) pendant une durée de quelques semaines (quitte à refaire d'autres cures entrecoupées de périodes de régime moins restrictif).

Résultat : ces régimes sont efficaces (8 à 12 kg en 3 ou 4 semaines) et la sensation de faim est diminuée après le deuxième jour.

Conclusion : en dehors de l'augmentation du risque de lithiase biliaire, les effets secondaires les plus fréquents sont mineurs (troubles digestifs, hyperuricémie, hypotension orthostatique, irrégularité menstruelle, baisse de la libido, perte des cheveux fragilité de la peau, frilosité, céphalées et crampes) et transitoires.

* *
*

L'obésité : une solution à retenir

J. M. Marineau
"J. Med Esth et Chir Derm", 1998 ; 25 : 43-48

Objectif : après une mise en garde sur les risques des anorexigènes – en France, c'est en 1995 que leur utilisation fut limitée –, suit une présentation du jeûne protéiné, de son histoire (mis au point surtout par G. L. Blackburn) et de ses bénéfices sur l'hypercholestérolémie (- 5 à - 25 %), l'hypertriglycéridémie (- 15 à - 50 %), l'hypertension (- 8 à - 13 %), le diabète non insulinodépendant (normalisation des chiffres en une semaine), l'apnée du sommeil et l'insuffisance cardiaque droite.

Méthode : les équipes (dans 15 centres d'amaigrissement) du Dr Marineau reçoivent et traitent 2 000 patients par semaine depuis 22 ans (en 1997) par le jeûne protéiné. Ils excluent les glucides, fournissent 1,2 à 1,5 g de protéines de haute valeur biologique par kg de poids idéal, des vitamines (100 % des AJR), du potassium (5 g par jour), une cueillérée à café d'huile, 1 g de calcium, 3 g (en moyenne) de sodium et des fibres.

Résultats : les contre-indications sont les suivantes : les états physiologiques où les besoins énergétiques sont accrus (grossesse, allaitement, enfance, adolescence), l'insuffisance hépatique sévère (les acides gras y sont oxydés à hauteur de 60 %), l'insuffisance rénale grave, l'insuffisance cardiaque gauche, l'infarctus et l'AVC récent et les diurétiques hypokaliémiants (furosémides, thiazidiques...) qui augmentent le risque d'hypokaliémie.

Conclusion : dans ce régime, qui évite la faim, la perte de poids est rapide (2 kg/semaine), facile (car pas de contact avec la nourriture), épargne la masse musculaire et est dénuée d'effets secondaires importants (le plus fréquent étant l'hypotension orthostatique combattue par des apports de NACl).

* *
*

Une approche du jeûne d'épargne protidique

H. C. Seim, S. R. Rigden
Approaching the protein-sparing modified fast
"American Family Physician", 1990 ; 42 : 51S-56S

Objectif : article présentant l'histoire, la théorie, les effets secondaires et la sécurité du jeûne d'épargne protidique.

Méthode : plus de 100 000 cas sont documentés. Ce type de régime est sûr et efficace, il devrait être associé à une modification du comportement et à l'exercice physique.

Résultat : il apporte entre 400 et 800 kcal/j, les apports de protéines nécessaires afin d'obtenir l'équilibre du bilan azoté est de 1,2 g/kg/24 h chez la femme et de 1,4 g/kg/24 h chez l'homme. Il est légitime de le proposer au-delà de 20 kg d'excès de poids ou au-delà de 120 % de la limite supérieure pour le poids optimal. Une complémentation est indispensable afin d'assurer 100 % des AJR. Le suivi doit être fréquent, hebdomadaire. La durée peut aller jusqu'à 12 semaines selon certains, et jusqu'à obtention de l'objectif selon d'autres thérapeutes. Une thérapie comportementale peut être débutée dés le départ ou près de l'objectif. Initialement il s'agira de se fixer un objectif, de tenir un carnet alimentaire et de mettre en œuvre des techniques d'évitement d'une rechute.

Afin d'éviter une rechute, on peut promouvoir l'exercice, le renforcement de l'affirmation de soi, le renforcement d'habitudes saines, l'enseignement de notion en diététique, l'acceptation des écarts et l'évitement des *fast-foods*.

Différents auteurs rapportent un taux de rechute identique (2 à 58 %) à celui des autres régimes avec des cas de maintien du poids allant jusqu'à sept ans après le jeûne.

Conclusion : les causes de la rechute sont moins liées au type de régime qu'à la psychologie du patient, à sa réaction face aux événements de la vie et au soutien qu'il trouve au sein de son environnement.

* *
*

Un régime riche en protides favorise le maintien du poids après un amaigrissement chez l'homme

M. S. Westerterp-Plantenga *et al.*

High protein intake sustains weight maintenace after body weight loss in humans

"International Journal of Obesity Derm" (2004) 28, 57-64.

Une étude randomisée sur 3 mois, chez 148 sujets d'obésité débutante a comparé l'effet d'un régime de stabilisation enrichi en protéines (18 % des apports caloriques) à un régime d'apport moindre en protéines (15 % des apports caloriques), après une perte de poids de 5 à 10 % (par un régime à très basses calories de type repas hyperproteinés – Modifast®).

Une augmentation de 20 % (18 % *versus* 15 %) des apports protéiques a diminué de 50 % la reprise de poids (de plus le poids repris était exclusivement constitué de masse maigre, la masse grasse ayant continué à diminuer), diminué le rendement énergétique et augmenté la satiété par rapport au groupe aux apports standard en protéines.

* *
*

Une étude pilote de régimes à très basses calories chez des obèses en ville

M. Molokhia

Obesity wars : a pilot study of very low calorie diets in obese patients in general practice

"British Journal of General Practice", 1 998 ; 48 : 1 251-2

Entre août 1994 et juillet 1996, 24 femmes et 2 hommes parmi 490 patients éligibles (IMC > 30) ont été recrutés, l'âge moyen était de 46,6 ans (27 à 83), le poids moyen initial de 102,9 kg. Le régime (kcal/jour) cétogène fut recommandé jusqu'à l'obtention d'un IMC de 25 kg/m². Le coût pour les patients était de 30 livres par semaine.

Vingt-cinq patients ont suivi l'étude pendant au moins 12 mois, la perte de poids moyenne était de 15 kg et de 6,1 kg/m² d'IMC, seulement 3 patients ont atteint l'objectif de 25 kg/m² d'IMC.

Il n'y a pas eu d'effet secondaire sérieux. Les plaintes les plus fréquentes étaient des céphalées, une constipation des nausées et de la diarrhée.

* *
*

L'efficacité et la sécurité d'un régime à très basses calories avec une prise en charge multidisciplinaire pour des obèses sélectionnés

---

J. W. Anderson, C. C. Hamilton, E. Crown-Weber, M. Riddlemoser, N. J. Gustafson

Safety and effectiveness of a multidisciplinary very-low-calorie diet program for selected obese individuals

"Journal of the American dietetic association Derm", 1991 : 91 (12) : 1 582-1 584

Présentation : un régime peu cétogène à très basses calories d'épargne protidique (VLCD) prescrit aux 100 premiers patients inclus dans une prise en charge globale. Leur suivi s'est poursuivi jusqu'à 42 mois.

Soixante et onze femmes et 29 hommes obèses, âgés de 13 à 78 ans (43 ans en moyenne) ont suivi un VLCD (520 kcal/j sous forme de boissons arôme vanille ou chocolat, les deux adolescents ont reçu un régime moins restrictif – 832 kcal/j) complémenté en minéraux et vitamines apportant 50 g de protides, 79 g de glucides 1 g de lipides et 1,5 g de fibres.

Résultats : 49 patients ont atteint l'objectif qu'ils se sont fixé.

Des 51 autres patients l'abandon par période de 4 semaines était respectivement le suivant : 7, 9, 8 et 21 au-delà de la 16e semaine.

À la fin de la période active, les pertes moyennes étaient 19,2 kg pour les femmes et 18,6 kg pour les hommes ; 62 % des femmes et 69 % des hommes n'étaient plus obèses à la fin de cette période.

Le taux de patients suivis était de 93 % à 12 mois, 86 % à 24 mois, 64 % à 30 mois, 62 % à 36 mois et 58 % à 42 mois.

À 42 mois, le maintien du poids perdu était de 36 % (femmes) et 39 % (hommes).

Conclusion : des obèses rigoureusement sélectionnés peuvent être traités efficacement et sans risque par un VLCD sous la supervision de médecins expérimentés et de leurs collaborateurs.

* *
*

Le jeûne d'épargne protidique (PSMF) pour l'amaigrissement

S. P. Yang, L. J. Martin, G. Schneider
Weight reduction utilizing a protein-sparing modified fast
"Journal of The American Dietetic Association", 1980 ; 76 (avril) : 343-346

Objectif : décrire l'application et les résultats d'une prise en charge globale de la surcharge pondérale à l'aide du PSMF au centre médical des vétérans (de l'armée américaine) de la région de Californie incluant une analyse de la couverture des besoins nutritionnels par un tel protocole.

Méthode : les critères d'inclusion étaient les suivants : un excédent de poids (par rapport au poids optimal) dépassant

23 kg, l'échec d'une prise en charge classique *et* une comorbidité (HTA {n = 14}, diabète de type 2 {n = 27}, hyperlipidémie {n = 4}, apnée du sommeil {n = 2}, goutte {n = 2}, angor stable {n = 1}et d'autres pathologies {n = 4}).

Le suivi fut assuré par des médecins du service d'endocrinologie de l'unité.

En 2 ans, 45 patients obèses (surpoids moyen de 64,1 kg par rapport au poids optimal de minima 15,9 kg, et maximal 175,5 kg), 50 ans d'âge moyen, furent hospitalisés (32 hommes blancs, 11 hommes noirs et 2 femmes blanches) dans le service pendant *1 semaine à 3 ans* (en fonction des situations médicales et sociales), la durée moyenne du PSMF était de 25 jours (min. *3 jours, max. 2 ans*). Le PSMF apportait 1,2 g de protéines/kg de poids/j et 500 à 800

kcal/jour sous forme de plats préparés à la cuisine du service.

Résultats : la perte de poids à la fin du PSMF allait de 0,45 kg à 93,2 kg, 9 des 16 diabétiques ont vu une normalisation des glycémies, 7 ont arrêté l'insuline, 7 des 14 hypertendus ont arrêté les antihypertenseurs, l'unique effet secondaire constaté était l'hypokaliémie corrigée par une augmentation des apports.

Après avoir quitté le service, les patients devaient continuer le PSMF en ambulatoire jusqu'à obtention d'un poids optimal (avec 2 consultations par semaine avec un médecin et un diététicien et 1 consultation hebdomadaire avec un psychologue) et une remontée à l'équilibre alimentaire par des paliers. Le taux d'échec après retour à domicile était grand, 2 patients seulement ont atteint le poids optimal et 4 autres continuent de maigrir (ils ont perdu respectivement : 5, 14, 17,7 et 143,6 kg) à ce jour.

Des séances hebdomadaires de thérapie de groupe (durant 90 minutes) étaient organisées par le psychologue (avec la présence de l'infirmière, du diététicien et d'un médecin) ; 8 patients les ont suivies les 6 derniers mois. Tous ont reconnu manger quotidiennement d'énormes quantités de nourriture (12 canettes de bière, 8 portions de porc, de la crème glacée...) ce qui démontre l'échec d'un simple conseil diététique.

Les facteurs psychologiques mentionnés sont variés et nombreux (compensation du besoin d'affection, sensation de puissance en étant « fort » et sensation de petitesse et d'insignifiance en étant plus mince, manger pour attirer l'attention du conjoint, calmer la frustration et l'anxiété en mangeant, une rébellion contre l'autorité par l'alimentation.

Conclusion : un PSMF est un moyen efficace et sûr d'amaigrissement, des notions de psychologie devraient être enseignées aux diététiciens.

* *
*

L'observance des régimes à très basses calories (VLCD) et la masse maigre

A. Astrup and F. Quaade
VLCD Compliance and lean body mass
"International Journal of Obesity", 1989 : 13 (S2) : 27-31

Présentation : les VLCD ont beaucoup d'avantages.

Elles sont sûres, peu onéreuses, simples à suivre et procurent une perte de poids rapide et encourageante. L'apport de 30 g de fibres réduit la sensation initiale de faim et la constipation.

Résultats : en apportant environ 60 g de protéines chez la femme et 70 g chez l'homme, ce régime est sûr et exempt d'une perte exagérée de masse maigre : 25 % du poids en excès chez l'obèse est constitué de masse maigre. Il est donc illusoire de chercher une stricte conservation de la masse maigre.

Par ailleurs, la diminution du métabolisme basal est en fait une normalisation et le faible métabolisme basal constaté à l'issue des VLCD peut n'être que le reflet d'un métabolisme basal faible préalable à/et l'origine de l'obésité.

Conclusion : le Yo-Yo pondéral par des régimes conventionnels réitérés diminue la masse maigre plus qu'un épisode unique de régime. Les auteurs pensent que des études futures démontreront l'absence de ce phénomène lors de VLCD successifs.

* *
*

Tour d'horizon médical : le traitement de l'obésité par un jeûne d'épargne protidique

D. W. Craig
Medical grand rounds
Treatment of obesity with Protein-Sparing Modified Fast
"The Journal of the Arkansas Medical Society", 1982 ; 78 : 489-496

Présentation : il s'agit d'une revue d'articles sur l'obésité et son traitement, suivi de la présentation de l'expérience effectuée avec 22 patients dans le service de l'intervenant (service de médecine de l'hôpital de la ville de Little Rock d'Arkansas).

Présentation de l'obésité et des différentes thérapeutiques avec le rappel qu'en 1959 Stunkard et Mc Laren-Hume n'ont trouvé dans leur revue de la littérature sur le traitement de l'obésité que 8 études contenant suffisamment de données pour être analysées. Parmi sept de ces études, moins de 30 % des patients ont perdu plus de 10 kg.

Présentation de l'histoire des régimes à très basses calories d'épargne protidique qui commence en 1915 (Folin et Dennis) avec les cures de jeûne total (technique rejetée du fait des effets secondaires et des risques.

Présentation de l'adaptation physiologique au jeûne avec la néoglucogenèse, l'épargne de glucose par l'organisme, puis du principe du jeûne d'épargne protidique (*Protein Sparing Modified Fast*) proposé par Bistrian et Blackburn.

Les apports seront de :

- 1,5 g de protides par kilo de poids idéal provenant d'ingrédients du marché ou de caséine combinée à l'ovalbumine ;
- 20 à 30 g de glucides avec une supplémentation suffisante en vitamines et sels minéraux ;
- 25 mEq de potassium, 5 g de chlorure de sodium et 800 mg de calcium.

Résultats : dans une étude, 80 % des patients ont perdu au moins 20 kg, mais 50 % d'entre eux ont retrouvé le poids initial en 2 ans et, seulement, 10 % sont restés à un poids moindre 9 ans après le régime.

Sur les 22 patients, 15 l'ont bien suivi dont 8 hospitalisés, il y a eu 7 abandons.

La durée du régime allait de 4 à 52 semaines avec une perte de poids allant de 0 à 2 kg par semaine ; les meilleurs taux étant obtenus par les patients hospitalisés.

L'auteur recommande une brève hospitalisation (deux à trois semaines) afin d'améliorer l'adhérence au régime car aucun patient hospitalisé n'a fait partie des abandons.

Conclusion : l'intervenant termine par un plaidoyer pour un suivi au long cours des obèses en rappelant qu'il s'agit d'une maladie chronique.

Table des recettes de cuisine

2915

IMPRIMÉ EN FRANCE PAR BRODARD ET TAUPIN
34615 - La Flèche (Sarthe), le 31-03-2006.

pour le compte des
Nouvelles Éditions Marabout
D.L. n° 70721 - avril 2004
ISBN : 2-501-04763-X
40-9706-9